DE

L'INFLAMMATION DES VARICES

CONSIDÉRÉE SURTOUT

AU POINT DE VUE DE SA PATHOGÉNIE

PAR

Henri MAYDIEU,
Docteur en médecine de la Faculté de Paris.

PARIS
A. PARENT, IMPRIMEUR DE LA FACULTE DE MEDECINE
31, RUE MONSIEUR-LE-PRINCE, 31

1880

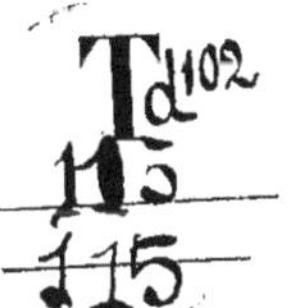

DE

L'INFLAMMATION DES VARICES

CONSIDÉRÉE SURTOUT

AU POINT DE VUE DE SA PATHOGÉNIE

DE

L'INFLAMMATION DES VARICES

CONSIDÉRÉE SURTOUT

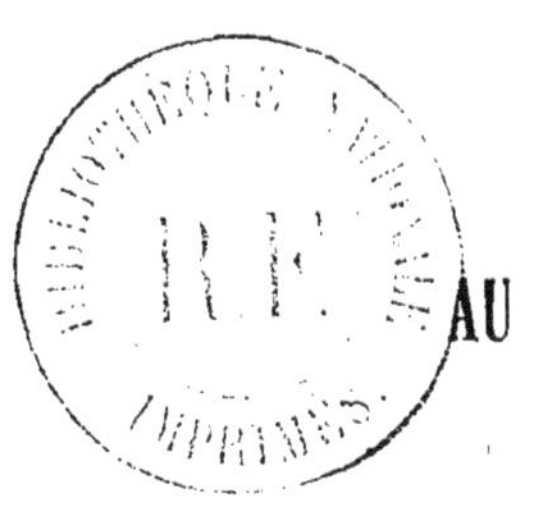

AU POINT DE VUE DE SA PATHOGÉNIE

PAR

Henri MAYDIEU,

Docteur en médecine de la Faculté de Paris.

PARIS

A. PARENT, IMPRIMEUR DE LA FACULTE DE MEDECINE

31, RUE MONSIEUR-LE-PRINCE, 31

1880

DE
L'INFLAMMATION DES VARICES
CONSIDÉRÉE SURTOUT
AU POINT DE VUE DE SA PATHOGÉNIE

INTRODUCTION.

Notre intention, en entreprenant ce travail, n'est pas de faire une étude approfondie et détaillée, ni des varices, ni de la phlebite, nous ne pourrions rien ajouter aux nombreux travaux dont ces affections ont été l'objet, la phlébite surtout. Nous nous sommes simplement demandé pourquoi, dans le grand nombre d'individus affectés de phlébectasie, les uns circulent pendant des années, vont et viennent, vaquent à leurs affaires, font des marches, endurent des fatigues, sans éprouver jamais aucun accident du côté de leurs varices, tandis que les autres voient sous une cause légère, insignifiante, souvent sans cause connue, leurs varices s'enflammer.

C'est surtout ce point de pathogénie, peu connu, ce nous semble, que nous nous sommes proposé d'étudier ici. Nous croyons, disons-le dès maintenant, que si, parmi les variqueux, les uns jouissent d'une immunité complète de la phlébite variqueuse, c'est qu'ils se portent bien, tandis que les autres sont malades.

M. Bouilly, frappé de voir chez des variqueux malades, surtout fébricitants, les varices s'enflammer sans cause extérieure aucune, dans leur lit, vit entre la fièvre et la phlébite autre chose qu'une simple coïncidence, il lui sembla qu'une relation de causalité devait être établie. Deux cas de phlébite spontanée qui se présentèrent, il y a quelques mois, à l'Hôtel-Dieu, furent pour lui l'occasion de nous faire part de ses observations antérieures et de nous suggérer l'idée d'une étude sur ce point étiologique de l'inflammation des varices. Nous nous plaisons à lui rendre ici un témoignage de notre profonde reconnaissance : les matériaux qu'il nous a généreusement abandonnés, les bienveillants conseils qu'il nous a prodigués, nous ont singulièrement facilité la tâche que nous avons entreprise, tâche bien imparfaite, nous le confessons sincèrement.

ANATOMIE PATHOLOGIQUE.

§ I. — ANATOMIE PATHOLOGIQUE DES VARICES EN GÉNÉRAL.

Avant d'entrer dans l'étude de la lésion secondaire, la phlébite, il n'est pas inutile, croyons-nous, de faire un examen rapide de l'affection primitive, la phlébectasie.

Que les varices soient superficielles ou qu'elles soient profondes, les lésions sont toujours les mêmes ; la même affection envahit le même tissu, les parois vasculaires veineuses.

Nous aurons donc à examiner successivement :

A. L'état des parois vasculaires.

B. L'état du sang.

C. L'état des parties voisines.

A. — *Etat des parois vasculaires.*

Briquet (1) a établi plusieurs degrés dans l'altération des veines variqueuses. Sa division a été généralement adoptée et n'a subi aucune modification importante depuis la publication de son travail. Cet auteur admet :

1° Le simple élargissement des veines. Les diamètres du vaisseau sont augmentés, les parois ont conservé leur contractilité.

2° La dilatation uniforme avec épaississement. Le calibre du vaisseau est augmenté, ses parois épaissies sont analogues aux parois artérielles ; l'hypertrophie portant aussi sur la longueur, les veines deviennent flexueuses. Sur leur face intérieure, on voit des plis longitudinaux formés par la membrane interne. La tunique vasculaire est notablement hypertrophiée.

3° La dilatation inégale avec épaississement et amincissement. Les flexuosités de la veine s'exagèrent, les parois s'altèrent, la membrane moyenne est amincie et presque nulle dans certains points ; dans d'autres, au contraire, elle est épaissie.

(1) Mémoire sur la Phlébectasie, Arch. de méd., t. VII, 1825.

Il se forme des bosselures inégales, qui sont de véritables anévrysmes spontanés. Les parois vasculaires étant sans action sur le sang, la circulation est complètement modifiée dans les veines variqueuses (Verneuil) (1).

Cette série de dilatations et de rétrécissements successifs, Briquet les compare aux vésicules spermatiques, ou si l'on n'a pas trop déplissé, aux circonvolutions de l'intestin.

Les valvules sont insuffisantes, en partie détruites, déchiquetées.

A un degré d'altération plus avancée, les parois des veines ont perdu toute leur élasticité, le sang les imbibe, les ramollit; elles sont rougeâtres et semblent carnifiées (Follin et Duplay) (2).

Ces altérations, qui sont faciles à constater à l'œil nu, sont l'expression, la traduction fidèle de lésions plus intimes, d'un processus pathologique qui a envahi les éléments anatomiques eux-mêmes, les a modifiés dans leur constitution et leurs rapports, et a déterminé l'apparition d'éléments nouveaux.

Nous empruntons à MM. Cornil et Ranvier (3) la description de l'état des parois veineuses affectées de dilatation variqueuse.

« La tunique interne, disent ces histologistes, n'est pas sensiblement hypertrophiée ; elle n'offre pas non plus d'habitude de végétations à sa surface, si ce n'est au niveau de l'implantation des valvules et lorsqu'il y a une coagulation du sang.

(1) Des varices et de leur traitement, in Revue de thérapeutique médico-chirurgicale, 1854.

(2) Follin et Duplay. Traité de pathologie externe, t. II.

(3) Traité d'histologie pathologique, p. 576.

« Au-dessous de cette couche, qui est bien limitée, il existe un réseau élastique dont les mailles sont comblées par de larges faisceaux de tissu conjonctif, dont la direction générale est longitudinale. Ce sont eux qui déterminent les saillies longitudinales visibles à l'œil nu, sur la surface interne de la veine.

« A cette couche interne de la tunique moyenne, dont l'épaisseur est toujours considérable, succèdent des faisceaux de fibres musculaires qui, sur des coupes transversales, apparaissent comme des îlots formés par une série de cercles clairs, présentant à leur centre la section d'un noyau cylindrique. Les faisceaux musculaires les plus volumineux sont elliptiques. Ces faisceaux, dans la partie externe de la tunique moyenne ont presque tous une direction transversale, et ils s'entrecroisent à angle droit avec des faisceaux longitudinaux. Ces faisceaux sont habituellement séparés les uns des autres par du tissu conjonctif, de telle sorte qu'il y a continuité de tissu conjonctif depuis la tunique interne jusqu'à l'externe.

« Entre les faisceaux de tissu conjonctif, on observe souvent des granulations ou des amas de granulations d'un beau jaune. Elles sont constituées par du pigment sanguin, et montrent que les globules du sang ont pu s'infiltrer dans ce tissu.

« L'épaisseur de la tunique moyenne ainsi modifiée est de deux à dix fois plus considérable qu'à l'état normal.

« La dilatation porte non seulement sur le tronc de la veine, mais aussi sur toutes les veines qui y arrivent et notamment sur les vasa-vasorum des parois veineuses. Ceux-ci sont très flexueux, dilatés et leurs parois sont épaissies.

« Ces dilatations flexueuses des vasa-vasorum, ajoutées

à la dilatation du vaisseau principal, arrivent à former des tuméfactions caverneuses très compliquées.

« Les veines variqueuses sont souvent, en certains points de leur trajet, dilatées en forme de fuseau ou de sphère. Leur paroi est alors très amincie. La tunique musculaire a en effet disparu par places ou complètement ; il n'en reste plus que des îlots, et les deux tuniques interne et externe constituent à elles seules la paroi de la tumeur.

« Les parois des dilatations peuvent s'amincir au point de se rompre et donner lieu à des hémorrhagies. »

B. — *Etat du sang*.

Dans les deux premiers degrés d'altération par lesquels passent les veines variqueuses, le sang n'est nullement altéré ; il conserve sa fluidité. Il éprouve seulement un ralentissement plus ou moins considérable de son cours, simple phénomène d'hydraulique tout parallèle à la dilatation du vaisseau dont il est l'effet immédiat. Dans ces états, en effet, (dilatation simple et dilatation avec épaississement des parois) la membrane interne de la veine et le revêtement épithélial dont elle est tapissée sont intacts. Or, on sait qu'une condition est indispensable au maintien de la fluidité du sang, l'intégrité de la surface interne du vaisseau dans lequel il circule.

Dans le troisième degré, les parois de la veine sont profondément altérées, creusées de bosselures, de loges latérales qui augmentent encore le ralentissement de la circulation. C'est à cette période de la maladie que l'on rencontre quelquefois dans les veines variqueuses des caillots sanguins, mais cette coagulation est le résultat d'une complication quelconque (rupture d'une valvule, phlébite, dyscrasie du sang). « Rarement sur le cadavre, dit Briquet (1), on y trouve du sang coagulé, ce qui me fait d'autant plus penser que la coagulation qu'on rencontre pendant la vie est due à un état inflammatoire. J'y ai quelquefois trouvé des caillots blancs, filiformes, très solides, élastiques, ramassés en pelotons ou un peu aplatis, et disposés en spirale. Je crois que plusieurs fois, ce qu'on a nommé dragonneau et qu'on retirait des veines en le roulant autour d'un petit bâton, n'était autre chose que ces concrétions filiformes. »

C. — *Etat des parties voisines.*

Les veines sont logées au milieu d'une atmosphère celluleuse, d'un tissu conjonctif lâche qui les unit aux tissus voisins tout en laissant à leurs parois une certaine liberté dans les mouvements d'expansion ou de retrait que nécessite l'augmentation ou la diminution de la tension sanguine dans ces vaisseaux.

Lorsque les veines sont atteintes de dilatation variqueuse, les tissus qui les entourent subissent des altérations variables et plus ou moins accentuées, en rapport avec le degré d'altération des parois vasculaires.

Le tissu cellulaire périveineux est plus dense qu'à l'ordinaire, il est devenu opaque; parfois il est dur, lardacé, ses mailles sont infiltrées d'éléments plastiques. Quand les varices sont superficielles et qu'on déprime avec le doigt les parois du vaisseau, on sent comme une gouttière à bords nets et durs, dans laquelle la veine est logée,

(1) Loc. cit.

gouttière que l'on a considérée longtemps comme creusée par les varices dans un os sous-jacent.

Dans l'état d'altération profonde où les parois veineuses sont devenues molles, tomenteuses, dépourvues de toute élasticité, qu'elles ont laissé transsuder le liquide qu'elles contenaient, le tissu cellulaire qui les entoure a quelquefois l'apparence d'un tissu caverneux et communique à la peau une teinte ecchymotique qui suit le trajet de la veine.

La peau est tantôt hypertrophiée, comme spongieuse, les capillaires qui la parcourent sont dilatés, tantôt, au contraire, elle s'amincit, adhère à la tumeur variqueuse; des phlyctènes apparaissent à sa surface et laissent à leur suite de petites ulcérations.

§ II. — Anatomie pathologique de la phlébite variqueuse.

Les lésions anatomiques de la phlébite variqueuse ne diffèrent pas de celles qu'on rencontre dans la phlébite. Comme cette dernière, la phlébite variqueuse peut revêtir les deux formes décrites par Cruveilhier; elle peut être adhésive et suppurative.

A. — *Phlébite variqueuse adhésive.*

La tunique externe des veines est injectée, épaissie; elle se sépare assez difficilement du tissu cellulaire voisin, sa couleur est foncée par suite d'ecchymoses disséminées sur différents points de sa surface. Si l'inflammation se borne à cette membrane du vaisseau, elle prend le nom de périphlébite et souvent s'étend vers les tissus voisins; mais souvent aussi c'est dans ces parties que se développe l'inflammation qui envahit ensuite le tronc veineux et constitue la phlébite.

Il n'est pas rare de voir l'inflammation se développer dans la bourse séreuse que l'on observe quelquefois au-dessus de la dilatation variqueuse et sur laquelle M. le professeur Verneuil a appelé l'attention, et envahir ensuite la paroi veineuse.

La tunique moyenne peut aussi s'enflammer, elle devient alors épaisse et résistante. Dans ces conditions, si l'on sectionne la veine, elle reste béante comme une artère. Les éléments de la tunique musculeuse sont infiltrés d'un dépôt plastique qui peut se ramollir et suppurer; mais ces collections purulentes sont assez rares dans la phlébite adhésive ; il faut, pour qu'elles se produisent, que l'inflammation soit très intense.

Ces deux tuniques, externe et moyenne sont donc le siège principal de la phlegmasie, et ordinairement ce degré d'altération est suffisant pour déterminer la coagulation du sang dans la veine.

« Mais dans des cas plus rares, la phlegmasie plastique débute par la tunique interne de la veine sur laquelle on découvre des exsudats. L'absence de vaisseaux dans cette tunique interne est un mauvais argument pour établir que cette membrane ne commence point par être le siège de la phlegmasie; car la cornée, qui ne contient pas non plus de vaisseaux, n'échappe point à ces infiltrations plastiques primitives. » (Follin et Duplay.)

Cette phlébite interne primitive, admise par Hunter, soutenue par Cruveilhier, a été niée, par Virchow. « Le premier effet de la phlébite, disait Cruveilhier, c'est la coagulation du sang avec adhérence aux parois du vaisseau (1). » Pour Virchow les choses ne se passent pas ainsi. Au lieu que ce soit l'inflammation de la veine qui détermine la formation d'un coagulum, c'est au contraire la présence de ce dernier, qui, réagissant sur la paroi du vaisseau, devient la cause de la phlegmasie de ses membranes.

« Quand la phlébite vraie devient une cause de thrombose, c'est qu'elle a produit sur la paroi interne des vaisseaux des inégalités ou des ulcérations (2). »

Quoi qu'il en soit, que la phlébite interne soit primitive, ou bien qu'elle soit un simple phénomène réactionnel de la paroi contre la présence d'un thrombus, toujours est-il que dans les veines on trouve des caillots qui oblitèrent leur canal.

Ces caillots offrent des caractères variables suivant que leur formation est récente ou qu'elle remonte à une époque plus éloignée.

Ces caillots, formés pendant la vie, doivent être distingués de ceux formés après la mort.

Les caillots *post mortem* ne remplissent jamais complètement la lumière de la veine dans laquelle ils se sont formés, et les parois du vaisseau sont affaissées sur eux. Ils n'adhèrent pas aux membranes de la veine, d'où on les extrait facilement ; ils se laissent étirer dans une certaine étendue. Ils sont rouge brun, tachés de traînées et de points jaunes, ou bien composés de deux couches : une inférieure, noirâtre, cruorique ; l'autre supérieure, blanc-jaunâtre. Cette disposition est la même que celle qu'on

(1) Cruveilhier. Art. phlébite (Diction. de médecine et de chirurgie pratiques, t. XII).

(2) Virchow. Pathologie cellulaire. Traduction Picard, 1863, p. 173.

observe quand le sang se coagule hors des vaisseaux, à la suite de la saignée, par exemple. Ils sont constitués par un réticulum fibrineux dans les mailles duquel sont logés des globules rouges et des globules blancs ; on trouve ces derniers en nombre souvent très considérable dans les parties blanches du caillot.

Lorsque le sang se coagule pendant la vie dans une veine, le coagulum est cruorique ou fibrineux.

Les caillots cruoriques sont constitués par l'ensemble des matériaux du sang, ils ont une consistance homogène, ils sont mous et élastiques ; mais bientôt, par l'absorption du sérum, ils deviennent plus denses. Ils sont rouge noirâtre au début, plus tard ils deviennent blanchâtres par suite de la disparition de la matière colorante du sang. Ils oblitèrent plus ou moins complètement la lumière du vaisseau. Ils sont comme moulés dans la veine dont ils reproduisent exactement la forme, et à leur surface on voit les empreintes qu'y dessinent les saillies valvulaires ou toute inégalité dont peut être le siège la paroi veineuse.

Les caillots fibrineux revêtent une apparence jaunâtre et une consistance plus grande que les caillots cruoriques. Ce sont des caillots à un âge plus avancé. Quand on fait sur ces masses une coupe transversale, on voit que souvent elles sont formées de couches disposées plus ou moins régulièrement, souvent à la manière de cercles qui s'emboîtent les uns les autres. MM. Cornil et Ranvier (1) admettent que cette disposition en couches concentriques est due à une rétraction de la fibrine contenue dans le caillot. Ce dernier ne remplirait plus alors la lumière du

(1) Cornil et Ranvier. Manuel d'histologie path., p. 574.

vaisseau et laisserait un intervalle entre lui et la paroi vasculaire qu'une nouvelle quantité de sang viendrait combler en se coagulant.

Le centre du caillot, qui en est la partie la plus ancienne, est gris, la périphérie est rougeâtre.

De la présence du coagulum résulte la production de deux phénomènes : la stase du sang par obstacle mécanique à la circulation, et la coagulation du sang au contact du caillot primitif. Ce dernier joue le rôle de corps étranger sur lequel le sang se concrète peu à peu.

C'est par le mécanisme que le caillot s'allonge et qu'il se propage du côté du cœur. Il s'étend ainsi jusqu'au moment où il rencontre le confluent d'un vaisseau tributaire de celui dans lequel il a pris naissance.

Sa forme est alors celle d'un cône allongé dont l'extrémité supérieure est libre et plus ou moins effilée, offrant quelquefois un renflement ovoïde, supporté par une partie rétrécie, ce qui lui donne une certaine ressemblance avec une tête de serpent. Cette extrémité, continuellement battue par le courant sanguin, peut à un moment donné, se rompre et constituer un embolus, qui, de son côté, pourra donner lieu à des accidents graves, souvent mortels.

Ces modifications de forme, de couleur et de consistance, ne sont pas les seules que l'on rencontre dans un caillot. Le vaisseau obstrué ne l'est pas généralement d'une manière définitive, et au bout d'un certain temps la circulation du sang se rétablit. Mais il n'est pas rare non plus de voir le thrombus persister indéfiniment, et à jamais le vaisseau dans lequel il a pris naissance est fermé au cours du sang. A ces deux terminaisons, obstruction permanente, définitive et obstruction temporaire de la veine, répondent des transformations diverses dans le coagulum.

Caillot temporaire. — Quand le caillot est destiné à disparaître, il subit des modifications purement chimiques. Les parties centrales commencent par se ramollir ; la fibrine, les leucocytes, les globules rouges subissent la dégénérescence granulo-graisseuse, comme le montre l'examen microscopique. Ces éléments altérés forment au début une masse d'apparence et de consistance caséeuse, qui plus tard se liquéfie et ressemble beaucoup à une émulsion graisseuse.

On voit alors le caillot se creuser d'une sorte de canal anfractueux, de cavité kystique dans laquelle on trouve une matière pulpeuse, lie de vin ou blanchâtre, dont les caractères extérieurs, coloration, consistance, sont ceux du pus.

La présence de cette matière puriforme au milieu du caillot fit penser longtemps que ce dernier pouvait suppurer.

« Les phénomènes locaux de la suppuration des veines, dit Cruveilhier (1), sont d'abord l'apparition du pus qui est déposé non pas entre la veine et le caillot, mais au centre même du caillot sanguin. Il est d'abord lie de vin, sanieux, puis il devient blanc, opaque, phlegmoneux. La présence du pus au centre des caillots sanguins a fait penser que ces caillots s'organisaient immédiatement et étaient passibles d'inflammation et de suppuration, de même qu'on a admis que le pus ou le sérum que circonscrit de

(1) Cruveilhier. Art. Phlébite (Dict. de méd. et de chirurg. pratiques, t. XII, p. 641.

tous côtés une fausse membrane récente dans les épanchements pleurétiques sont le produit de l'exhalation de cette fausse membrane elle-même ; mais il me paraît plus rationnel d'admettre que le caillot dans la phlébite, et la fausse membrane dans la pleurésie, servent en quelque sorte de filtres à travers lesquels pénètrent les produits sécrétés par la membrane interne des veines et par la plèvre elle-même. La présence du pus au centre du caillot serait donc, d'après ma manière de voir, un phénomène de capillarité. »

Pour Cruveilhier, qui ne voit dans cette transformation du caillot que la conséquence d'une inflammation, comme ce dernier phénomène n'est pas sur tout le trajet de la veine également intense, il en résulte que des points suppurés, des collections purulentes (phlébites suppurées), sont séparés par des cloisons du coagulum (phlébites adhésives), et si la marche de la phlébite est progressive, on voit les cloisons et la paroi des cavités kystiques diminuer en raison directe de l'augmentation du pus, qui bientôt distend la veine. La phlébite suppurative est ordinairement circonscrite aux deux extrémités par une phlébite adhésive.

Les travaux modernes démontrent que cette matière analogue à du pus n'est pas du pus. C'est à Virchow surtout que revient le mérite d'avoir établi cette distinction. « La question sera jugée, dit-il (1), quand on saura si ces corpuscules étaient contenus dans le thrombus dès le principe, ou bien s'ils y sont formés postérieurement, ou bien enfin s'ils viennent de l'extérieur. Si vous suivez avec soin l'évolution pathologique, vous pouvez vous assurer que ces corpuscules préexistaient, qu'ils ne se sont pas déve-

(1) Pathologie cellulaire, p. 466.

loppés après le caillot, qu'ils ne proviennent pas du dehors. Examinez des thrombus récents ; vous y trouverez dans plusieurs points ces corpuscules en grand nombre ; quand la fibrine se décompose, ils redeviennent libres sans avoir augmenté en nombre, le détritus peut être presque aussi riche en cellules que le pus. »

Les parties centrales du caillot ne sont pas seules modifiées si profondément dans leur constitution ; les parties périphériques elles aussi deviennent le siège de modifications qui consistent en ramollissements partiels, et désagrégations des molécules qui sont continuellement entraînés par le sang qui circule. De jour en jour le caillot diminue de volume, s'émiette et finit par disparaître.

Caillot permanent. — Lorsqu'une coagulation sanguine doit persister dans une veine, elle subit d'abord un certain degré de résorption, elle se rétracte, en quelque sorte, entraînant avec elle la paroi vasculaire. Mais de ce qu'un caillot devient permanent, il ne s'ensuit pas pour cela que le calibre du vaisseau est pour toujours obstrué. On voit souvent, en effet, une veine complètement fermée au sang par un coagulum, redevenir perméable. Cela tient à ce que, d'un côté, il s'est établi des adhérences entre le caillot et la paroi ; et d'un autre côté, il s'est fait un travail de résorption dans les parties centrales du caillot. Cette résorption est toujours partielle dans ce cas.

L'oblitération du vaisseau peut être définitive. Le caillot disparaît et est remplacé par un tissu nouveau, tissu fibreux. Aussi a-t-on pensé longtemps que le caillot pouvait s'organiser. C'est une question qui n'est pas encore complètement jugée.

Cependant les travaux de MM. Cornil et Ranvier (1), Troisier (2), tendent à établir que le caillot est incapable d'organisation et que le tissu fibreux qu'on trouve au point où le sang s'est coagulé, est le résultat d'un processus inflammatoire de la paroi, une endophlébite proliférante.

B. — *Phlébite variqueuse suppurative.*

La phlébite variqueuse suppurée peut être circonscrite ou diffuse.

Quand la suppuration est limitée, il se forme une collection purulente, un abcès périveineux qui peut s'ouvrir au dehors, et se comporte alors comme un abcès chaud ordinaire, ou bien dans l'intérieur de la veine. La seconde terminaison est plus fâcheuse, mais elle n'est pas toujours, elle n'est même pas souvent suivie d'un mélange du pus avec le sang. Car le caillot sanguin, lorsqu'il est intact et résistant, est une barrière qui s'oppose au passage du pus dans les parties perméables de la veine. Mais au contraire, si le coagulum est ramolli, ce passage du pus dans les voies circulatoires devient possible et avec lui les accidents redoutables de la pyohémie.

Dans la forme suppurative et diffuse, qui est bien autrement grave que la précédente, les dégâts sont considérables. Dans certaints points du trajet des veines, on trouve du pus collecté, ou infiltré dans les mailles du tissu conjonctif, les tuniques externe, moyenne et interne sont sphacélées, détruites ; plus loin on rencontre une infiltration œdémateuse de la tunique externe de la veine.

(1) Cornil et Ranvier, Manuel d'histologie pathol. 1873, p. 550.
(2) Troisier, Phlegmasia alba dolens. Thèse d'agrégation. 1880.

En résumé, on observe là toutes les lésions du phlegmon diffus qui accompagne souvent la phlébite diffuse. (Follin et Duplay).

Généralement la phlébite variqueuse suppurée est circonscrite, mais il est des cas dans lesquels la suppuration diffuse a été observée. C'est surtout chez les femmes récemment accouchées que la phlébite variqueuse revêt cette forme si grave.

M. Nivert (1) a publié sur ce sujet un mémoire intéressant, dans lequel on trouve plusieurs observations de phlébite variqueuse suppurée diffuse devenue mortelle. Les autopsies qu'il a pu faire, lui ont montré que les lésions locales qu'il a rencontrées ne diffèrent pas de celles qu'on observe dans la phlébite et que les lésions concomitantes viscérales sont le résultat d'inflammation coexistante avec la phlébite par le fait de l'infection purulente.

Nous n'avons eu en vue jusqu'à présent que la phlébite variqueuse superficielle, mais les varices profondes sont aussi susceptibles de s'enflammer, et peut-être plus souvent qu'on ne le croit généralement.

« La phlébite des veines variqueuses intra-musculaires, dit M. le professeur Verneuil (2), n'est pas rare en l'absence de toute lésion semblable dans les varices superficielles et réciproquement. J'ai montré récemment à la Société anatomique un bel exemple de phlébite des varices occupant le centre du soléaire. On y voyait des caillots solides et adhérents à la paroi qui obstruaient complètement la lumière des vaisseaux. Ceux-ci avaient, en cer-

(1) Nivert. De l'inflammation spontanée des veines variqueuses chez les femmes en couches. Archives de méd. 1862. 2e série, p. 153.

(2) Verneuil. Note sur les varices profondes de la jambe envisagées au point de vue clinique. (Gazette hebdomadaire, 1861, p. 447).

tains points, le volume du petit doigt d'un adulte. On aurait certainement pu les reconnaître par la palpation à travers la peau, après avoir mis le mollet dans le relâchement. Les fibres musculaires qui entouraient le foyer de phlébite étaient assez profondément altérées ; elles étaient jaunâtres, friables, empâtées de graisse et de dépôts plastiques. »

PATHOGÉNIE.

Les auteurs, qui ont traité des varices, sont très brefs dans la description qu'ils donnent de la phlébite variqueuse. Ils se bornent à l'exposé succinct des symptômes et à l'énumération rapide des causes qui président au développement de l'inflammation.

Dans presque tous les traités, en effet, on trouve que la phlébite est une complication très fréquente des varices qui survient sur des membres qui sont le siège d'ulcères, après des marches forcées, des froissements, des contusions, l'exposition au froid, le défaut de propreté, les applications de corps irritants sur les membres, les plaies, les opérations pratiquées dans le traitement curatif des varices : incision, excision, ligature, injections de liquides irritants, etc., mais qui survient aussi quelquefois sans qu'on puisse en déterminer la cause, et d'une façon toute spontanée.

Dans bien des cas, le plus souvent même, c'est à ces causes externes si nombreuses dont l'action est toute locale, que l'on doit attribuer l'apparition, le développement de la phlébite variqueuse, mais nous croyons qu'il y a de nombreux cas d'inflammation des varices qui échappent à ces influences locales et qui reconnaissent des causes beaucoup plus générales, des influences constitutionnelles, diathésiques et surtout dyscrasiques. Nous croyons aussi que, parmi ces cas plus nombreux qu'on est tenté de le croire généralement, on doit ranger beaucoup de ces phlébites spontanées, idiopathiques, sans cause connue.

Nous ne nous occuperons pas ici de la phlébite traumatique, de celle qui reconnaît des causes externes manifestes, nous n'aurons en vue que la phlébite variqueuse spontanée qui nous parait être sous la dépendance directe de causes générales.

Ces causes sont :

1° L'état puerpéral ;

2° Des affections aiguës ,

3° Des affections chroniques.

§ I. — Etat puerpéral.

On sait que les varices sont une affection fréquente pendant la grossesse. L'état puerpéral, qui est une cause puissante de phlébectasie, agit aussi comme cause de phlébite variqueuse. C'est principalement chez les femmes en couches ou récemment accouchées qu'on observe cette complication des varices, mais il n'est pas rare de la rencontrer avant le travail à des époques plus ou moins éloignées du début de la grossesse.

Plusieurs travaux ont été écrits sur les varices pendant la grossesse et sur la phlébite variqueuse puerpérale. Nous citerons le mémoire de M. Nivert (1), les thèses de

(1) Nivert. de l'inflammat. spontanée des veines variqueuses chez les femmes enceintes. Arch. de méd., 1862.

MM. Marquet (1), Richard (Paul) (2), Budin (3), dans lesquels on trouve un certain nombre d'observations de varices enflammées spontanément, et auxquelles il est impossible de reconnaitre d'autre cause que l'état puerpéral.

L'observation suivante, que nous devons à l'obligeance de M. Bouilly, est un cas de phlébite variqueuse survenue, en dehors de toute circonstance extérieure, chez une femme arrivée au huitième mois de sa grossesse.

OBSERVATION I.— Phlébite variqueuse chez une femme enceinte.

Maria Hoff..., âgée de 29 ans, entre à l'hôpital Laënnec, dans le service de M. Bouilly, salle Sainte-Agnès, vers le milieu de juillet 1879.

Cette femme, qui est domestique, jouit d'un tempérament excellent. Elle n'a jamais fait de maladie.

A la suite d'une première grossesse, il y a trois ans, des varices apparurent aux membres inférieurs, qui ont persisté depuis.

Dans ces derniers temps, il y a une quinzaine de jours, ces varices sont devenues plus volumineuses, plus douloureuses; elles se sont enflammées.

Le diagnostic est évident : au niveau d'un paquet variqueux, à la face interne de la jambe droite, on constate une tuméfaction avec rougeur peu prononcée, état pigmenté de la peau, un peu d'œdème Les veines sont volumineuses, dures et remplies de caillots.

A gauche, on constate les mêmes lésions, mais moins prononcées.

La malade ne s'est pas fatignée outre mesure et n'a pas eu, au moment de sa maladie, à marcher plus qu'à l'ordinaire. Mais elle est enceinte de nouveau et arrivée au huitième mois de sa grossesse. C'est la seule influence causale que l'on puisse trouver. Pas la plus petite cause locale.

(1) Marquet. Inflammation des veines variqueuses chez les femmes nceintes ou récemment accouchées. Thèse de Paris. 1876.

(2) Phlébectasie chez la femme enceinte. Thèse de Paris, 1876.

(3) Budin. Des varices chez la femme enceinte. Thèse d'agrégation. 1880.

Sous l'influence du repos, d'onctions mercurielles, les phénomènes inflammatoires ont disparu peu à peu.

La malade sort le 7 septembre.

La grossesse détermine dans l'organisme de la femme de profonds changements. Le faciès bien connu des femmes enceintes, l'état pigmenté de la peau, du mamelon, la coloration brune de la muqueuse des parties génitales, la disparition des règles, la sécrétion du lait, l'hypertrophie du cœur, témoignent de ces changements. Le sang est aussi modifié dans sa constitution, la quantité de fibrine augmente, les globules rouges diminuent de nombre.

Les conditions nouvelles, dans lesquelles se trouve placée la femme qui a conçu, ne sont pas la maladie, mais l faut bien peu de chose pour que cet état, état puerpéral physiologique, comme dit Trousseau, devienne l'état puerpéral pathologique dont les accidents sont souvent si terribles et même si souvent mortels.

Le plus souvent, la phlébite variqueuse qui survient pendant l'état puerpéral ne semble pas revêtir des caractères différents de ceux qu'elle possède dans les autres circonstances, mais c'est au moment de l'accouchement et dans cette période de trois à quatre semaines qui suit le travail, période remplie de dangers pour la femme, qu'on voit la phlébite variqueuse revêtir parfois un caractère de malignité, une tendance à la suppuration, à la propagation qu'elle possède rarement dans d'autres circonstances, et entraîner la mort par infection purulente.

Aux modifications du sang (hypérinose, hypoglobulie), qu'on observe dans l'état puerpéral et sous l'influence desquelles se développe la phlébite qu'on pourrait appeler bénigne, semble s'ajouter une autre altération inconnue, probablement causée par l'introduction dans le sang d'un principe morbifique particulier, le miasme puerpéral, qui pourrait expliquer les formes de phlébite grave qu'on observe surtout chez les femmes en couches ou récemment accouchées, et dont la terminaison est souvent malheureuse.

MM. Hervieux (1) et Nivert (2), qui ont eu l'occasion d'observer à la Maternité des cas assez nombreux de phlébites variqueuses suppurées, ont remarqué que ces formes de phlébite surviennent surtout pendant les épidémies de fièvre puerpérale en dehors desquelles on les rencontre rarement. Pour ces auteurs, l'inflammation des veines serait donc une manifestation d'une épidémie puerpérale.

Dans les cas où la phlébite envahit tout un membre, on pourrait croire que la phlébite variqueuse ne s'est développée que consécutivement à une phlébite utérine, qui se serait propagée par les veines hypogastriques, iliaque externe et crurale jusque dans la saphène et la dilatation variqueuse. On comprend que ce mécanisme puisse s'observer, et s'observe. Mais il est des cas où la phlébite a été variqueuse dès le début et ensuite a envahi les veines crurales et iliaques. Des autopsies de femmes mortes d'infection purulente causée par une phlébite variqueuse ont montré, en effet, que les veines variqueuses étaient remplies d'une matière liquide, couleur lie de vin ou blanchâtre, qui paraissait être du pus sanieux. On pouvait, en examinant les veines situées au-dessus des varices, suivre la marche de l'affection, et jusqu'à une distance variable,

(1) Hervieux. Traité clinique et pratique des maladies puerpérales.
(2) Nivert. Loc. cit.

on voyait ces vaisseaux remplis de la même matière puriforme ; mais les veines du bassin, la veine hypogastrique, les veines utérines n'étaient le siège d'aucune altération semblable.

Ce n'est donc pas par propagation que s'est développée l'inflammation des varices, mais bien spontanément ou plutôt comme manifestation première d'une disposition spéciale de l'organisme, l'état puerpéral.

§ II. — Affections aigues.

Les affections aiguës fébriles, semblent être une cause prédisposante de la phlébite variqueuse. Il n'est pas nécessaire, pour que cet accident se produise, que la maladie détermine des perturbations profondes dans l'organisme, qu'elle amène un affaiblissement notable du malade et que les phénomènes fébriles soient très accentués. Il est remarquable, au contraire, que souvent la détermination morbide locale se produit sous l'influence d'un appareil fébrile peu intense, quelquefois même à peine accusé.

Lorsque derrière l'état fébrile ne se cache aucune affection constitutionnelle héréditaire ou acquise, que d'un autre côté aucune influence d'origine externe ne peut être invoquée par la phlébite, il nous semble qu'il est impossible de ne pas voir entre la manifestation locale, la phlébite et la manifestation générale, la fièvre, une relation de causalité.

Que la fièvre détermine une altération particulière du sang, ou, qu'au contraire, on ne voie dans l'ensemble des phénomènes fébriles que l'expression des efforts que fait l'organisme malade pour réagir contre la maladie et éliminer le poison morbigène, toujours est-il que le sang subit, chez les fébricitants, des altérations plus ou moins profondes et devient, par là-même, une cause d'irritation pour les tissus auxquels il a pour mission d'apporter les matériaux nécessaires à leur nutrition (1).

L'état fébrile constitue une affection *totius ubstantiœ*, qui se traduit par des phénomènes de réaction générale de l'organisme partout également atteint, mais qui peut aussi se traduire à l'extérieur par des manifestations localisées dans les points où les tissus offrent à l'agent qui les irrite une résistance moindre par suite d'une nutrition défectueuse ou par le fait d'un état pathologique antérieur. L'état fébrile trouve dans la présence des varices un terrain tout préparé, des tissus déjà malades dont la force de résistance est considérablement amoindrie, et l'irritation nutritive, plus fortement ressentie sur ce point que sur tout autre de l'économie, se traduira par l'inflammation de l'organe atteint, par la phlébite.

Du reste, ce mode de pathogénie, que nous revendiquons pour la phlébite variqueuse, est reconnu pour une forme de phlébite, la *phlébite post-fébrile*, comme l'appelle J. Paget : « Après toute maladie accompagnée de fièvre aiguë et

(1) MM. Mathieu et Maljean ont constaté que chez tous les fébricitants la capacité respiratoire des globules rouges diminue que, dans les cas légers, elle tombe de 21e minimum normal à des chiffres oscillant autour de 18, que, dans les cas graves, la perte va jusqu'au tiers, à la moitié et même aux deux tiers du chiffre physiologique.

Cette diminution dans la faculté d'absorption de l'oxygène s'accompagne de modifications de nombre et d'aspect des globules qui sont plus petits, crénelés, en voie de destruction, et moins nombreux.

Quoique altérés, les globules rouges apportent à l'organisme une plus grande quantité d'oxygène qu'à l'état normal dont l'effet est d'accroître l'énergie des oxydations et, par suite, d'élever la température. (Étude clinique et expérimentale sur les altérations du sang dans la fièvre traumatique et les fièvres en général. Bull. de a Soc. de chirurgie. 1876).

souvent sans épuisement très marqué, il n'est pas rare de trouver une ou plusieurs veines des membres soudainement douloureuses et dures, avec tuméfaction œdémateuse des parties situées au-dessous. »

La phlébite variqueuse, telle que nous la voyons se développer dans les observations que nous consignons ici, pourrait aussi bien être appelée *phlébite variqueuse post-fébrile.*

OBS. II, communiquée par M. Bouilly. — Embarras gastrique fébrile ; phlébite variqueuse. Angine catarrhale simple; nouvelle inflammation des varices.

Plisson (Désirée), âgée de 30 ans, marchande des quatre saisons entre à la Pitié, service de M. Verneuil, le 26 novembre 1874.

Cette femme jouit d'une bonne santé habituelle, n'a jamais eu de maladie antérieure, a eu une grossesse à l'âge de 20 ans; les suites de couches ont été difficiles et ont nécessité à la malade un séjour de trois mois à la Charité.

Marche beaucoup et est souvent debout, en particulier tous les matins.

Elle ne s'était jamais aperçue qu'elle avait des varices; jamais d'œdème périmalléolaire; seulement, de temps à autre, elle ressentait des douleurs dans les mollets, surtout après la marche.

Toujours très bien réglée.

Vers le commencement de novembre, malaise fébrile, perte d'appétit; la malade est obligée de garder le lit; en un mot, léger embarras gastrique.

Au bout de quatre à cinq jours de ce malaise, cette femme ressent des douleurs vives dans le mollet gauche et sur la cuisse à la partie interne. Vers le même moment, le mollet surtout se gonfle et un peu d'œdème apparaît au pied, puis au niveau de la jarretière, puis au niveau de la cuisse. La malade marche cependant pendant huit jours, malgré le gonflement et la douleur. Au bout de ce temps, elle est obligée de prendre le lit. Elle ne fait pas d'autre traitement que des frictions alcoolisées. Une légère amélioration survient; mais la malade ayant voulu remarcher, les phénomènes inflammatoires se ravivent et l'obligent à entrer à l'hôpital.

Au moment de l'entrée on constate un gonflement considérable du membre, commençant sur le dos du pied et s'étendant jusqu'au milieu de la cuisse. Ce gonflement est surtout marqué au niveau du mollet, où il est accompagné d'une rougeur violacée de la peau avec dilatations capillaires.

La pression des masses du mollet est très douloureuse; on sent un cordon induré le long de la saphène interne jusqu'au tiers supérieur de la cuisse, dont les veinules sont très dilatées.

Repos au lit. Cataplasmes. Position élevée du membre. Huit jours après, grande amélioration. Au moment de la sortie de l'hôpital, plus de gonflement, plus d'œdème, si ce n'est, pendant la marche, au niveau des malléoles; en outre, la jambe devient violacée. Dilatation très évidente des veinules superficielles de la jambe et de la cuisse. Sur la cuisse on sent encore le cordon de la saphène, et ce traje est douloureux à la pression.

Du côté droit, dilatation variqueuse assez marquée des veines superficielles.

Quinze jours après sa sortie de l'hôpital, cette femme est prise d'une angine catarrhale simple et voit à nouveau se faire une poussée inflammatoire du côté de ses varices, qui, comme la précédente, se termine par résolution.

OBS. III, communiquée par M. Cerné, interne des Hôpitaux.— Embarras gastrique fébrile. Phlébite variqueuse.

Le nommé Chenu (François), âgé de 53 ans, cantonier, entre, le 4 septembre 1878, à l'hôpital Temporaire, salle Saint-André, service de M. Bouilly.

Le 18 août dernier, cet homme fut subitement pris de fièvre qui l'obligea à se mettre au lit pendant huit jours. Il semble avoir eu à ce moment un simple embarras gastrique. Ce n'est qu'au bout de huit jours qu'il ressentit une douleur dans la jambe gauche, et que, sans qu'à aucun moment il ait été pris de frissons, une rougeur apparut sous forme de traînée à la partie interne.

État à l'entrée. — Ordinairement bien portant, il est seulement incommodé par la présence de nombreuses varices aux deux membres inférieurs.

Au tiers supérieur de la région interne de la cuisse, allongée suivant l'axe du membre, on constate une tuméfaction rouge, dure et douloureuse, offrant tous les signes du phlegmon. Au-dessous de la région moyenne on trouve un second noyau phlegmoneux plus petit que le premier. Un noyau plus petit encore siège immédiatement au-dessous du genou. Tous trois sont sur le trajet de la veine saphène interne qui forme un cordon dur depuis le genou jusqu'à son point d'origine. Pas d'œdème du membre.

Diagnostic. — Phlébite variqueuse.

Traitement. — Cataplasmes.

7 septembre. Le gros noyau phlegmoneux est ouvert au bistouri. Le tissu cellulaire est infiltré, lardacé. Après avoir coupé une veine superficielle, on trouve le pus à une assez grande profondeur. Il s'est écoulé très peu de sang. Un gros drain est placé debout dans la plaie.

Injections phéniquées. Cataplasmes.

Le 21. Le gonflement a diminué. Reste une plaie simple dont l'induration périphérique est beaucoup amoindrie. Pansement au diachylon.

Les autres noyaux n'ont pas suppuré.

OBS. IV, communiquée par M. Boiteux interne des hôpitaux. — Emphysème. Bronchite aiguë fébrile. Phlébite variqueuse.

Le nommé Détroussel, âgé de 39 ans, jardinier, entre le 7 septembre 1880 à l'hôpital Laënnec. Il est couché au lit n° 2 de la salle Sainte-Hélène, service de M. Legroux. Cet homme se dit malade depuis dix jours quand il nous arrive le 7 septembre, et il nous dit n'avoir pas quitté le lit. Il n'avait pris qu'une purgation.

Il dit n'être jamais oppressé habituellement et n'avoir jamais toussé, ce qui nous paraît extraordinaire, à cause de l'état emphysémateux de ses poumons. C'est d'ailleurs un jardinier qui, chaque année, va faire la moisson aux environs de Paris, et peine par conséquent beaucoup.

Pas d'arthritisme; pas d'autres antécédents personnels.

Le 7 au soir il est assez oppressé.

Le 8 au matin on constate :

Un développement exagéré du côté droit de la poitrine, en bas particulièrement. Le foie ne décèle pas sa présence en arrière; le cul-de-sac pleural paraît descendre en arrière de lui et le recouvrir. Cette particularité paraît tenir à un développement un peu plus grand du côté droit que du côté gauche, et rien de plus.

Pas de déformations rachitiques.

Poitrine légèrement bombée en avant, un peu globuleuse. Sonorité exagérée dans la clavicule droite; quelques râles fins aux bases; partout respiration rude, sèche; pas de crachats, oppression assez vive, fièvre.

Langue un peu saburrale; appétit modéré.

Pas d'autres symptômes.

Diagnostic. — Emphysème, bronchite sèche généralisée.

Le malade souffre à la base du poumon droit en arrière; on y appose 30 ventouses sèches ; on administre à l'intérieur un julep avec ipéca 1,50, tartre stibié 0,10.

Peu de vomissements, selles diarrhéiques.

Le malade se trouve beaucoup mieux; la fièvre tombe. Soir : 18 respirations.

Le 9. Recrudescence. Julep avec 0,20 d'ipéca.

Le 10. 40 ventouses sèches. Ipéca, 1,50. Amélioration le soir. Respiration, 28.

Urines albumineuses.

Le 11. Même état. Julep, 1,30 ipéca.

Le 12. La fièvre est tombée ce matin, mais est remontée ce soir; la sécheresse de la poitrine est la même, mais le malade tousse peu, langue saburrale.

Le 16. Depuis hier, la température a monté à 39° le soir, de 37° où elle était tombée le matin. Ce matin 39° ; on cherche partout la cause de cette poussée fébrile : on la trouve enfin dans un accident dont le malade fait remonter le début à trois jours et dont il n'avait rien dit. La veine saphène interne, depuis le niveau de l'articulation du genou gauche jusqu'au niveau de son embouchure dans la veine crurale, est le siège d'une coagulation sanguine. Elle forme un cordon induré, rigide, roulant sous le doigt, à la partie inférieure duquel on voit une dilatation variqueuse elle-même remplie par un caillot et recouverte par la peau un peu rouge. Le trajet de la saphène est marqué d'une traînée noirâtre ; la pression n'y détermine pas une douleur très vive.

Pas d'œdème du membre.

Prescription. — Friction mercurielle. Immobilisation du membre dans une gouttière.

20. La fièvre a disparu. Le cordon veineux paraît diminué. La dilatation variqueuse n'a pas changé. Immobilité, friction mercurielle.

24. Le malade veut quitter l'hôpital

Le cordon induré persiste.

OBS. IV (1). — Phlébite variqueuse survenue à la suite d'une inflammation de la paroi abdominale. Embolie pulmonaire. Mort.

Le nommé Cuinet, âgé de 56 ans, journalier, d'une constitution vigoureuse, portait depuis longtemps des varices aux membres inférieurs. Le 1er octobre 1863, il reçut un coup à la jambe droite; une des veines variqueuses se rompit, et cette rupture fut suivie d'une hémorrhagie assez abondante.

Il entra de suite à l'hôpital Saint-Louis, où il occupa le nº 78 de la salle Saint-Augustin, service de M. Voillemier. L'hémorrhagie s'arrêta bientôt. A la suite de cet accident, le malade garda le repos absolu au lit, et la petite plaie de la jambe marchait rapidement vers la guérison, quand, le 5 octobre, des douleurs assez vives, que la pression exagérait, se déclarèrent dans la paroi abdominale et dans la fosse iliaque du côté droit. En même temps la fièvre s'alluma. On perçut bientôt par le toucher une certaine induration dans les régions atteintes.

Des sangsues furent appliquées à ce niveau. Bref, à la suite d'un traitement antiphlogistique local, les douleurs et l'induration disparurent à peu près complètement en quatre jours. Du côté de la jambe, aucun symptôme inflammatoire ne s'était manifesté.

Le 10 octobre, à 11 heures du matin, le malade se sentant tout à

(1) Ledentu. Bulletin de la Société anatomique, nov. 1863.

fait bien se leva et descendit au jardin. A peine y était-il arrivé, qu'il tomba subitement. Les renseignements que je recueillis auprès de ceux qui avaient assisté à ses derniers moments, m'apprirent que pendant les quelques minutes qui s'écoulèrent, depuis sa chute jusqu'à sa mort, cet homme avait la respiration accélérée et difficile, la face cyanosée, et que ces symptômes avaient été accompagnés de quelques mouvements convulsifs.

La mort avait donc pour cause une asphyxie brusque, qui ne pouvait guère s'expliquer que par l'oblitération de l'artère pulmonaire ou d'une de ses branches. L'autopsie confirma cette supposition. Voici quel en fut le résultat.

Le cerveau et ses membranes, sains, n'étaient que fort légèrement congestionnés.

Le cœur ne présentait aucune lésion.

L'ouverture de l'artère pulmonaire nous fit voir un caillot qui en occupait le tronc et la branche droite. (Description du caillot.)

La branche gauche de l'artère occupée par un autre caillot régulier et légèrement effilé, mais complètement noir. Les petites divisions contenaient des caillots mous.

Les veines tributaires du cœur droit furent ouvertes successivement; il fallut arriver à la saphène interne du côté droit pour trouver une lésion importante. Variqueuse dans toute l'étendue de la jambe, elle présentait, un peu au dessous du genou, plusieurs flexuosités remplies de caillots durs et adhérents; l'extrémité supérieure de ces caillots était déchiquetée. Le reste de la veine, parfaitement rectiligne, ne présentait aucune trace de phlébite.

OBS. VI, communiquée par M. Bouilly. — Plaie par une balle de revolver à la partie externe du bras droit. Thrombose et périphlébite variqueuses.

C...., âgé de 67 ans, entre le 14 décembre 1878, service du professeur Verneuil, à la Pitié.

Cet homme, d'une vigoureuse constitution, n'a jamais eu d autre affection qu'une fracture du péroné, dont il fut soigné et guéri il y à trois ans, par M. Labbé, à la Pitié.

Il ne paraît pas avoir d'habitudes alcooliques invétérées ; jamais il n'a eu la syphilis.

Depuis fort longtemps, presque depuis son enfance, il présente de nombreuses varices, surtout développées à gauche.

Il y a une dizaine d'années sa jambe gauche devint œdémateuse, et fut le siège d'un ulcère variqueux peu étendu qui demanda six semaines pour guérir. Depuis cette époque, le malade a constamment porté un bas élastique et n'a plus jamais éprouvé d'accidents.

Le lundi, 2 décembre, des camarades maniaient près de lui un revolver chargé, de 7 mill. de calibre, dont le coup partit, et la balle alla se loger dans le bras de notre homme, à la partie externe et moyenne, se perdant dans l'épaisseur des chairs. Immédiatement, sensation d'engourdissement dans les doigts, peu de douleur au niveau de la plaie.

Une demi-heure environ après l'accident, un médecin fit une recherche et une tentative inutiles pour extraire la balle. Trois jours après, la plaie d'entrée fut agrandie au bistouri et une nouvelle tentative fut faite, inutile comme la première.

Depuis l'accident, le malade a cessé absolument tout travail et a presque constamment gardé le lit.

Les phénomènes locaux étant peu marqués et l'état général satisfaisant, le lundi 9 décembre, le malade voulut se lever pour la première fois. Il éprouva alors une vive douleur dans la jambe gauche, à la partie interne, un peu au-dessous du genou, puis il remarqua à ce niveau l'existence d'une plaque indurée, mais sans rougeur à la peau. Néanmoins, il voulut marcher, et la semaine dernière il passa son temps moitié levé, moitié couché. Cependant, le gonflement se propagea rapidement en haut sur la cuisse, en bas sur la jambe, avec un gonflement notable du membre, rougeur des téguments et gêne énorme de la marche.

L'état général est assez bon ; le malade prétend ne pas avoir eu de fièvre ; son appétit seulement a diminué, et, depuis une huitaine de jours, il est très constipé.

Urines abondantes, limpides, rendues fréquemment, surtout la nuit. (Il y a sans doute, un certain degré d'hypertrophie prostatique.)

Actuellement, le membre gauche présente les signes classiques d'une périphlébite variqueuse siégeant sur le trajet de la saphène interne et étendue depuis la moitié de la jambe jusqu'à l'aine; paquets variqueux volumineux, saillants sous la peau qui est adhérente aux veines enflammées; plaques d'induration inflammatoire étendues, surtout marquée au-dessous du genou et à la partie moyenne de la cuisse; douleurs très marquées à la pression en ces points et le long des vaisseaux enflammés, et par la pression du mollet ou la contraction des muscles; rougeur violacée, lie de vin, ecchymotique; œdème du pied et de tout le membre.

Il est à craaindre qu'il ne s e fasse de la suppuration à la partie moyenne de la cuisse.

(Je laisse de côté les faits relatifs à la blessure et qui se rapportent à une paralysie incomplète du nerf radial.)

J'ai revu le malade longtemps après. Grâce au séjour sévèrement prolongé au lit et à l'application permanente de cataplasmes, l'inflammation ne s'est pas terminée par suppuration. Après la chute des phénomènes inflammatoires, il ne persiste plus que par points des plaques indurées au niveau des vaisseaux variqueux enflammés; on peut sentir aussi, sur de nombreux points, le calibre effacé des veines qui sont remplies par du sang coagulé.

Le cas suivant est celui d'un malade que nous avons vu à l'hôpital Laënnec dans le service de M. Legroux, et dont l'interne, notre ami, M. Boiteux, a bien voulu rédiger l'observation.

OBS. VII (résumée). — Pneumonie des vieillards. Thrombose de la saphène interne variqueuse.

Rouy... (Jean), 61 ans, photographe, entre le 10 novembre 1880, salle Grisolle, n° 19, service de M. Legroux, hôpital Laënnec.

Le malade nous arrive avec les signes d'une pneumonie de la base du poumon droit; point de côté léger, souffle et bronchophonie, quelques bouffées de râles crépitants à la partie postéro-inférieure du poumon. Temp. 40°,3 le soir de son arrivée.

Il porte au membre inférieur gauche des tumeurs bosselées, formées d'anciennes varices dont le contenu est coagulé.

La tuméfaction variqueuse la plus inférieure remonte depuis la partie moyenne du mollet jusqu'au creux poplité sur une largeur de 4 à 5 centimètres. A cette tumeur, en fait suite une autre, qui remonte jusqu'au niveau du condyle interne du fémur, où il existe une masse sphéroïdale de la grosseur d'une petite mandarine. Plus haut enfin, et continuant cette dernière, on voit une bande de tissu induré remontant jusqu'à 12 ou 15 centim. de l'arcade crurale, à la partie interne de la cuisse. Ces anciennes phlébites variqueuses sous-cutanées sont situées exactement sur le trajet de la veine saphène interne. On ne remarque à leur niveau aucune douleur, ni aucun autre indice d'inflammation récente.

Du 11 au 18 novembre. L'affection pulmonaire qui, au moment de l'entrée du malade, datait déjà de quelques jours, suit plutôt une marche décroissante : la fièvre diminue, avec des oscillations qui n'ont rien de la courbe de la pneumonie franche. Les signes physiques persistent ; crachats muco-purulents, pas de crachats rouillés, délire léger.

Le 18. Le malade commit l'imprudence de sortir de son lit. A dater de ce jour, les oscillations de la température suivirent une nouvelle marche ascendante ; le thermomètre remonta à 39°,8 pendant cinq ou six jours de suite le soir, en même temps que se faisait une nouvelle poussée de cette pneumonie bâtarde. Pronostic très grave.

Le 23. Le malade se plaint de la jambe gauche, et l'on constate que les tuméfactions variqueuses sont douloureuses à la pression : de leur extrémité supérieure part un cordon induré qui n'est autre que la saphène interne que l'on sent pleine de sang coagulé jusqu'à son embouchure dans la veine crurale. La peau ne présente pas de changement de coloration à ce niveau, et la saphène elle-même n'est pas douloureuse à la pression. Pas d'œdème du membre.

Le 24. Fièvre toujours vive, 39°6 le soir. Excitation cérébrale légère. On remarque des rougeurs cutanées au niveau des trois principales tumeurs variqueuses signalées, particulièrement au niveau de la supérieure, d'où part la saphène thrombosée.

Le 27. On constate deux eschares commençantes à la région fessière. Diarrhée abondante pendant plusieurs jours.

Jusqu'au 8 décembre, la fièvre persista avec des variations irrégulières correspondant à des variations de l'état inflammatoire du poumon.

On constata du souffle jusqu'à ce jour ; depuis, la fièvre a cédé complètement ; le poumon n'est cependant pas guéri et l'affection s'est probablement terminée par sclérose.

Le 13 décembre le malade commença à se lever ; le cordon induré de la veine saphène persiste toujours ; il n'a plus la forme cylindrique primitive; il est un peu noueux, présente quelques étranglements, indices probables du travail de consolidation du caillot.

OBS. VIII, communiquée par M. Bouilly.— Plaie du cuir chevelu. Phlébite variqueuse chez un alcoolique.

Homme alcoolique. Entre à l'hôpital Laënnec pour une plaie du cuir chevelu très étendue.

Au bout de quatre à cinq jours de repos au lit, après quelques phénomènes fébriles consécutifs à la plaie de tête, le malade se plaint d'une douleur vive à la jambe droite.

L'examen de cette région fait découvrir des varices sur la face interne du membre, varices anciennes, actuellement enflammées.

Dans l'étendue de trois travers de doigt, on sent une plaque indurée, rouge, douloureuse, au milieu de laquelle siègent les dilatations variqueuses, dures et remplies de sang coagulé.

La périphlébite est intense : il se forme une collection purulente. L'ouverture de cet abcès, faite par M. Bouilly, donne issue à une quantité assez notable de pus coloré par le sang.

La guérison s'est effectuée lentement.

Ici, comme dans les autres cas, le phlébite variqueuse se développe bien sous l'influence d'un léger état fébrile occasionné par le traumatisme, mais il y a derrière cette cause occasionnelle une constitution débilitée par les excès alcooliques. Or on sait combien, dans les tissus imprégnés par l'alcool ou ses dérivés, la nutrition est languissante, combien ils s'enflamment facilement, et aussi combien l'inflammation a de tendance à se terminer par la suppuration et quelquefois même par gangrène chez les individus qui font un usage excessif de liqueurs alcooliques. Chez notre homme, la phlébite variqueuse s'est terminée par suppuration, et il est tout naturel de reconnaître, dans ce mode de terminaison, l'influence de l'alcoolisme.

OBS. IX. — Phlébite rhumatismale (M. Fleury de Langon). Gazette des hôpitaux, janvier 1869.

M. C..., âgé de 50 ans, d'un tempérament sanguin, robuste, a été atteint d'un rhumatisme articulaire aigu il y a onze ans. Cette première atteinte a présenté cette particularité que les deux articulations tibio-tarsiennes seules ont été affectées. Cette première attaque, du reste, n'a été accompagnée d'aucune complication du côté du cœur.

Seulement, quelque temps après, M. C... a vu se développer des varices à la jambe droite, varices que l'on doit sans doute attribuer aux fatigues de la marche plutôt qu'à une influence quelconque du rhumatisme, car les veines n'avaient offert aucun phénomène particulier pendant l'état d'acuité de la maladie. Ces varices étaient assez développées pour que le malade dût porter un bas lacé, afin de les soutenir modérément.

Le 14 février 1868, M. C... est atteint d'une récidive de rhumatisme articulaire aigu. Cette fois, l'articulation tibio-tarsienne gauche est seule affectée sérieusement : c'est à peine si la jointure correspondante à droite est gonflée et douloureuse. Aussi le traitement, en raison du peu d'intensité des symptômes, ne consiste que dans le repos et la chaleur; quand au quatrième jour de la maladie, les articulations cessent de présenter aucun phénomène morbide, et une méningite des plus violentes se déclare, accompagnée d'un délire persistant de paroles et d'actions. Cette méningite fut combattue par plusieurs applications de sangsues et par le sulfate de quinine à haute dose; elle fut opiniâtre et la guérison obtenue difficilement.

La convalescence fut longue à s'établir et demanda tout le mois de mars pour se confirmer. Enfin, le 5 avril, elle parut définitive, et le malade sortit par une température assez fraiche.

Le 10 avril, il fut pris d'un frisson violent, de fièvre, de délire;

toutefois, cette rechute n'eut pas grande gravité, et après quelques jours tout avait disparu.

Le 14 avril, le malade se plaignit d'une douleur qui s'étendait depuis l'aine jusqu'au jarret droit. On se rappelle que l'articulation tibio-tarsienne de ce côté avait été la moins affectée, mais aussi que les varices occupaient la jambe droite. On augmentait singulièrement la douleur en exerçant une pression suivant le trajet de la veine saphène interne depuis l'aine jusqu'au jarret, et on pouvait constater au toucher l'existence d'un cordon dur qui ne pouvait être que cette veine enflammée et dont le calibre était occupé par des productions fibrineuses. Le pied et la jambe présentaient un œdème considérable qui conservait la trace du doigt, et la cuisse elle-même était le siège d'un empâtement prononcé, surtout en dedans. Le malade pouvait difficilement mouvoir sa jambe dans le lit, à cause du gonflement et de la douleur; et il lui était encore plus impossible de la supporter dans une position déclive et de marcher. Ces signes étaient suffisants pour établir le diagnostic d'une phlébite de la veine saphène interne, et il était évident que les vaisseaux lymphatiques n'étaient le siège d'aucune altération.

23. Les articulations étaient libres, la fièvre modérée, le pouls peu fréquent, mais vibrant; la chaleur de la peau était bonne; il y avait un peu de sommeil. L'appareil respiratoire n'offrait absolument rien d'anormal; les plèvres étaient intactes. Le cœur fut exploré très attentivement; le jeu des valvules était parfaitement régulier : l'affection rhumatismale ne l'avait nullement attaqué.

Cette phlébite nous apparut comme la manifestation locale d'un rhumatisme qui avait toujours eu dans sa marche quelque chose d'anormal. Et, bien que la phlébite rhumatismale soit extrêmement rare, il ne nous parut pas possible de reconnaître une autre nature à celle que nous observions et que nous ne pouvions rapporter à aucune autre cause, le malade n'ayant été atteint d'aucune blessure de la veine, d'aucune contusion, etc.

On pourrait peut-être objecter que l'état général du malade commençait à s'altérer, et que, pour ce motif, il serait possible de rapprocher sa phlébite de celle qui se manifeste à la période ultime des cachexies. Mais l'état général du malade ne justifiait pas ce rapprochement : sa face présentait encore bonne couleur, et le corps tout entier était loin d'offrir cette maigreur excessive et cette décoloration des tissus qui sont le cachet des maladies chroniques incurables. Lors même que l'on accorderait que cette opinion ne peut être soutenable, la phlébite, dans ce cas, n'en demeure pas moins liée au rhumatisme, et ce mode de terminaison, cet accident dans le cours de la maladie, ne mérite pas moins d'être pris en considération.

Le 23 mai, le malade était en convalescence, son état était bon, quand tout à coup, après avoir déjeuné, le malade se plaint d'avoir un mal d'estomac, penche la tête et meurt.

Nous ferons quelques remarques sur cette observation qui nous est donnée par son auteur comme un exemple de phlébite reconnaissant pour cause la diathèse rhumatismale.

La dénomination de phlébite rhumatismale est-elle ici bien justifiée? Où trouvons-nous le cachet de la diathèse ?

Le malade qui fait le sujet de l'observation est pris d'une attaque de rhumatisme articulaire aigu qui s'efface devant une méningite violente. La convalescence s'etablit, mais n'est pas de longue durée ; au bout de quelques jours, survient une nouvelle poussée de méningite. Cette rechute a lieu le 10 août, et le 14 du même mois se déclare la phlébite dans le membre droit variqueux.

On le voit, l'étiologie de la phlébite est ici complexe ; nous n'avons pas affaire seulement à une attaque de rhumatisme articulaire aigu, mais aussi à une méningite, et ce n'est pas pendant la durée de la manifestation articulaire qu'on voit se développer la phlébite, mais pendant une récidive de méningite, alors que les phénomènes rhumatismaux avaient disparu et que le malade était entré en convalescence de sa première attaque de méningite.

Et encore que la phlébite se manifeste pendant une

atteinte de rhumatisme articulaire aigu, est-ce bien directement la diathèse qu'il faut incriminer ?

Voici, par exemple, un homme rhumatisant. Sous l'influence d'une cause occasionnelle quelconque, la diathèse se réveille ; notre homme est pris de fièvre avec frissons, sueurs, et le lendemain voit une ou plusieurs de ses articulations devenir le siège de gonflement avec rougeur, douleur, en un mot, d'arthrite rhumatismale ; le même jour ou les jours suivants, une phlébite se déclare ; doit-on dire que cette phlébite est aussi de nature rhumatismale ? Il est nécessaire de s'entendre. Certainement la diathèse est la cause prédisposante en vertu de laquelle se sont développés les phénomènes fébriles et les manifestations articulaires ; mais n'est-on pas autorisé aussi à penser que la phlébite reconnaît ici une cause directe, la fièvre, et que la diathèse n'en est que la cause indirecte, lointaine ?

Ce n'est pas à dire pour cela que le vice rhumatismal ne suffise pas à produire la phlébite, et qu'il ne puisse se localiser sur les veines comme il se localise dans les articulations et les tissus fibro-séreux ; mais les cas sont exceptionnels, et pour que la phlébite qui se développe dans le cours d'un rhumatisme mérite vraiment la dénomination de rhumatismale, il faut qu'elle présente dans sa marche une allure particulière, qu'elle porte en un mot le cachet de la diathèse dont elle émane, qu'elle frappe enfin non pas une veine, en un point isolé, mais le système veineux tout entier, sur plusieurs points à la fois ou successivement.

Dans l'observation précédente, la phlébite qui a frappé des veines variqueuses ne nous offre aucun caractère particulier ; quand elle apparait, les manifestations rhumatismales articulaires ont disparu, et c'est d'une méningite que souffre le malade. Aussi sommes-nous plus disposé à voir dans ce cas une relation de causalité entre la méningite et la phlèbite qu'entre cette dernière affection et le rhumatisme, et volontiers nous donnerions pour titre à l'observation : *phlébite variqueuse post-fébrile chez un rhumatisant.*

L'inflammation des vaisseaux variqueux ne s'observe pas seulement aux membres inférieurs; on la voit aussi survenir dans les vaisseaux d'autres organes. On comprendrait difficilement, en effet, que la cause étant la même, c'est à dire générale, et les tissus le siège de modifications semblables, les manifestations présentassent des caractères différents.

Bien souvent les hémorrhoïdes s'enflamment et l'on est bien embarrassé lorsqu'on cherche à rattacher cette inflammation à une cause qui puisse l'expliquer.

On invoque alors la constipation, les froissements, l'érythème des parties voisines, des téguments périhémorrhoïdaux, en un mot, toutes sortes de causes extérieures. Certes, ces influences sont puissantes et fréquentes, mais nous croyons qu'à côté d'elles il y a place pour des causes plus générales, telles que : état fébrile, et même perturbations plus ou moins passagères, plus ou moins profondes survenues dans le système porte.

M. Bouilly (1) nous a rapporté le cas suivant : un étudiant se fait à un doigt une piqure anatomique et l'avant-bras est envahi par une phlegmon. Les phénomènes généraux sont assez intenses : une diarrhée abondante s'est

(1) Communication orale.

établie. Le malade voit alors les hémorrhoïdes dont il était porteur s'enflammer, et lui occasionner des douleurs plus vives qu'il n'en ressentait dans son bras phlegmoneux.

On doit, selon nous, établir ici entre la phlébite hémorrhoïdale et l'état général la même relation de causalité que nous avons établie entre la phlébite variqueuse des membres inférieurs et les affections générales aiguës.

Ne voyons-nous pas aussi bien souvent survenir l'inflammation des hémorrhoïdes sous l'influence d'un état général moins profondément altéré. Un trouble passager, un embarras gastrique léger, apyré tique, occasionné par un écart dans le régime habituel : ingestion d'aliments trop copieux et succulents, gibier, crustacés, viandes faisandées, boissons alcooliques et condiments, devient souvent la cause d'une turgescence dans les hémorrhoïdes qui peut aller jusqu'à l'inflammation. C'est un fait d'observation facile que les hémorrhoïdaires, et ils sont nombreux, peuvent faire sur eux-mêmes.

Si l'on considere que les hémorrhoïdes sont bien souvent des manifestations de la diathèse goutteuse et rhumatismale, ces cas nous semblent établir un lien de transition entre la phlébite variqueuse reconnaissant des affections aiguës et la phlébite variqueuse qui ressortit aux affections chroniques ; et l'on peut voir ici dans ces troubles passagers des fonctions gastro-intestinales, la cause occasionnelle d'une phlébite dont la cause prédisposante est l'état constitutionnel, la diathèse.

C'est du reste ce qu'on observe dans la phlébite goutteuse, dont la phlébite hémorrhoïdale peut être considérée comme une variété. « La dénomination de phlébite goutteuse est justifiée, dit J. Paget, par la présence de la phlébite associée à l'inflammation goutteuse siégeant au pied ou aux articulations, et survenant sans provocation évidente, ou sous l'influence d'une cause légère chez des personnes de constitution goutteuse marquée ou atteintes de goutte héréditaire. Son cachet particulier, c'est sa symétrie, ses métastases apparentes, ses récidives fréquentes. Elle n'est pas limitée au membre qui est ou a été le siège de la goutte ordinaire.

« La phlébite goutteuse est souvent héréditaire. Un malade qui avait eu une phlébite goutteuse par poussées successives dans les deux saphènes pendant une attaque de goutte aiguë, me dit que son père et sa grand'mère étaient goutteux et que parmi ses parents du côté maternel, sa mère, deux oncles, sa grand'mère et deux cousins avaient eu des inflammation veineuses; et je ne puis douter que parmi les cas de phlébite qui sont appelés communs et qu'on croit pouvoir attribuer au froid, ou à quelque cause entièrement extérieure, beaucoup pourraient être rapportés à la diathèse goutteuse quoique diluée et modifiée par sa transmission héréditaire (1). »

Nous ne possédons pas d'observation de phlébite variqueuse chez un goutteux, mais il est naturel d'admettre que les mêmes phénomènes inflammatoires qui se produisent sur des veines saines peuvent, à plus forte raison, prendre naissance sur des veines variqueuses.

§ III. — Affections chroniques.

Parmi les affections à évolution lente qui peuvent engen-

(1) J. Pajet. Clinique chirurgicale, p. 377.

drer la phlébite variqueuse, nous comprenons les affections locales et les maladies constitutionnelles qui ont pour caractère commun d'apporter dans l'organisme des perturbations plus ou moins profondes, un état cachectique plus ou moins prononcé.

La phlébite variqueuse, qui se développe dans le cours de ces affections, offre dans son mode de production un mécanisme analogue à celui de la *phlegmatia alba dolens* qu'on observe aussi dans les maladies cachectiques, et, de même que cette complication a reçu le nom de thrombose marastique, de même aussi pourrait-on appeler la phlébite variqueuse survenant dans les mêmes conditions, thrombose ou phlébite variqueuse marastique.

OBS. IX, communiquée par M. Bouilly. — Hypertrophie prostatique; néphrite ; phlébite variqueuse.

En 1864, un homme âgé de 59 ans entre à l'hôpital de la Pitié, dans le service de M. Verneuil.

Cet homme se plaint de grandes difficultés dans la miction, ses urines sont troubles, purulentes ; elles ne contiennent pas d'albumine, pas de glucose non plus. Des douleurs sourdes et augmentées par la pression existent dans la région lombaire et traduisent l'existence d'une néphrite subaiguë.

L'examen de la prostate montre une hypertrophie notable de cet organe, dont les accidents qui affligent le malade (lésions vésicale et rénale) sont la conséquence.

Cet homme portait depuis longtemps au membre gauche des varices qui ne l'ont jamais fait souffrir, ne se sont jamais enflammées alors que, plus jeune, il se livrait à de rudes travaux qu'il a cessés depuis longtemps.

Pendant son séjour à l'hôpital ces varices s'enflamment, les tissus périveineux sont phlegmoneux, mais ne suppurent pas.

La guérison survient au bout de quelques jours de repos absolu au lit avec application de cataplasmes sur les parties malades.

A quelle influence pouvons-nous rattacher ici le développement de la phlébite? L'hypertrophie de la prostate détermine chez notre homme une insuffisance dans la miction; l'urine stagne dans la vessie, s'y altère, engendre une cystite, une inflammation dont on suit parfaitement la marche ascendante dans les uretères et qui, en fin de compte, frappe l'organe sécréteur de l'urine et y provoque l'apparition d'une néphrite, d'une pyélo-néphrite chronique. Il est probable que c'est à cette altération d'un viscère dont l'intégrité des fonctions est une condition nécessaire au maintien de l'état physiologique, qu'il faut attribuer le développement de la phlébite; car le sang, n'étant plus débarrassé d'une façon complète des matières excrémentitielles, subit dans sa constitution des modifications dont le moindre des effets est un affaiblissement de l'organisme, une nutrition languissante avec perte des forces, amaigrissement considérable, en un mot la cachexie.

OBS. XI (personnelle). — Tuberculose pulmonaire. Phlébite variqueuse siégeant à la jambe droite.

Coquet (Éléonor), 49 ans, peintre en bâtiments, entre le 19 octobre 1880 à l'Hôtel-Dieu, salle Saint-Côme, n° 11, service de M. Bouilly.

Antécédents. — Jamais d'accidents saturnins. Dilatations variqueuses à la jambe droite seulement. Ces varices ont apparu il y a une vingtaine d'années. Jamais de phlébite ni d'ulcère variqueux.

Depuis quelques années, ce malade s'enrhume, dit-il, très facilement; ces bronchites durent très longtemps. Depuis un an surtout, il a beaucoup maigri; la nuit ses mains sont moites et sa poitrine couverte de sueur.

Est entré à l'hôpital de la Pitié au commencement du mois de juillet 1880 pour s'y faire soigner d'une bronchite, en sort le 31 août et part en convalescence à Vincennes où il séjourne jusqu'au 16 septembre.

Dans les premiers jours du mois d'octobre, survient à la marge de l'anus un abcès qui ne s'est pas ouvert.

A quelque temps de là, le 18 octobre, les varices qui siègent à la jambe droite deviennent douloureuses et s'enflamment sans cause externe manifeste, traumatisme, froissement ni fatigue. (Cet homme ne travaillait pas.)

19 octobre. Le malade entre à l'Hôtel-Dieu.

Examen thoracique. — Percussion : à gauche, matité dans la fosse sus-épineuse; à droite elle est plus prononcée et s'étend dans la fosse sous épineuse.

Auscultation : à gauche, respiration saccadée, craquements secs dans la fosse sus-épineuse; à droite, gros râles muqueux dans l'étendue des fosses sus et sous-épineuse, que l'on perçoit aussi en avant dans la fosse sous-claviculaire. Expectoration mucoso-purulente peu abondante.

Sur la jambe gauche, on voit bien dessiné le trajet des veines, mais ces vaisseaux ne sont en aucune façon le siège de dilatations variqueuses, superficielles tout au moins.

Sur la jambe droite s'étendent des varices depuis la malléole interne jusqu'au dessous du genou.

Sur la face antéro-interne de la jambe et au niveau de son tiers moyen, on constate l'existence d'un paquet variqueux volumineux s'élevant jusque vers la partie postérieure et interne du genou. C'est ce paquet de varices qui s'est enflammé.

A ce niveau, la peau est tendue, chaude, luisante et d'un rouge foncé, violacé en certains endroits ; sa surface est bosselée, soulevée par les cordons sinueux et durs qui forment les varices dans lesquelles le sang s'est coagulé. La pression est très douloureuse.

Le tissu cellulaire environnant est envahi par le travail inflammatoire; il est rouge, empâté, phlegmoneux.

Prescription. — Repos absolu au lit, cataplasmes permanents sur la région mal

Les phénomènes inflammatoires n'ont été accompagnés que d'un léger mouvement fébrile sans frissons.

Au bout de quelques jours, la tuméfaction a beaucoup diminué, la rougeur est moins étendue, l'inflammation est circonscrite.

On voit alors se dessiner plus nettement les sinuosités variqueuse qui sont dures et douloureuses, adhérentes à la peau. Celle-ci est toujours rouge au niveau des dilatations variqueuses, et, en certain point, est marquée de taches bleuâtres qui ne sont autre chose que les veines elle-mêmes vues à travers la peau dans les points où elle es amincie, ou bien une infiltration du tissu cellulaire et de la peau par la matière colorante du sang qui a transsudé la paroi vasculaire affectée.

Plus d'œdème localisé. On continue les cataplasmes.

30 octobre. Légère rougeur du niveau des varices enflammées. Celles-ci sont toujours aussi volumineuses, aussi dures; la douleur à la pression est moins vive.

4 novembre. La partie supérieure du paquet variqueux, celle qui est située en arrière et au-dessus du condyle interne, paraît moins dure; la peau n'est plus rouge en cet endroit.

8. Les phénomènes inflammatoires ont disparu, il ne reste plus que le sang coagulé dans les veines dilatées. La pression réveille toujours de la douleur.

10. Le coagulum est moins étendu et moins volumineux, le malade se lève.

15. Il ne reste plus de la tumeur variqueuse que des bosselures assez dures. L'une d'elles, située sur la crête du tibia, a la grosseur d'une noix.

17. Le malade part pour Vincennes.

Obs. XII (personnelle). — Cysto-sarcome de l'ovaire. Première attaque de phlébite variqueuse à la jambe droite : guérison. Seconde attaque à la jambe gauche, et thromboses consécutives des veines crurales, liaques du même côté et du côté opposé.

Caron (Albertine) entre le 23 octobre 1880 à l'Hôtel-Dieu, salle Sainte-Marthe, n° 7, service de M. Bouilly. Cette femme, âgée de quarante ans, dit n'avoir jamais été malade avant cette année. Elle n'a pas eu d'enfants; toujours les menstruations ont été régulières. Depuis quelques années les jambes sont le siège de varices sur le trajet de la veine saphène interne et des veinules superficielles.

La malade, qui ne sait au juste à quelle époque faire remonter l'apparition de ces dilatations veineuses, n'en a jamais été incommodée. De temps en temps un peu de pesanteur et de raideur dans les mollets se faisaient bien sentir après une journée de fatigues, mais jamais ces varices ne se sont enflammées.

Il y a quatre mois environ, cette femme s'aperçut que son ventre augmentait de volume. Elle n'y prit garde d'abord. Cependant cette grosseur prenant de jour en jour des dimensions plus considérables, et les règles n'ayant pas reparu depuis le 15 juillet, elle entre à l'Hôtel-Dieu, salle Sainte-Monique, le 15 septembre. Le jour même de son entrée, elle revoit ses règles ; mais elles coulent beaucoup plus abondamment qu'à l'ordinaire, et constituent une véritable métrorrhagie qui dure 10 jours.

Trois jours après son entrée à l'hôpital, les varices de sa jambe droite sont devenues douloureuses. Sur la face interne de la jambe dans son tiers moyen, les téguments étaient d'un rouge violacé, tendus et chauds, et au-dessous on sentait un paquet variqueux, dur, dans lequel le sang était coagulé. Le tissu cellulaire ne fut que légèrement œdématié.

Ces accidents locaux n'eurent qu'un faible retentissement sur l'état général ; un léger mouvement fébrile avec anorexie et céphalalgie.

Le membre placé dans une position élevée et recouvert de cataplasmes, les phénomènes inflammatoires diminuèrent bientôt d'intensité. La guérison n'était pas complète cependant, lorsque cette femme sortit de l'hôpital le 29 septembre.

Elle rentre alors chez elle où elle ne se livre à aucune occupation fatigante. Au bout de quelques jours sa jambe droite est guérie.

Rien de particulier jusqu'au 20 octobre. Ce jour, sans cause manifeste, les varices que porte cette femme à la jambe gauche, deviennent douloureuses, et gênent considérablement la marche. C'est l'époque de sa menstruation.

21. Elle se présente à la consultation de l'Hôtel-Dieu, où on lui prescrit de porter un bas élastique.

23. Elle est admise à l'hôpital.

24. Son ventre est volumineux, tendu ; l'examen permet de constater une tumeur, fluctuante sur certains points, dure dans d'autres.

M. Bouilly diagnostique un cysto-sarcome de l'ovaire. Le teint de la malade offre une coloration jaunâtre, ses traits sont tirés ; elle est amaigrie. Sur la jambe droite, qui a été le siège d'une phlébite variqueuse, on remarque, au tiers moyen de la face interne, un paquet variqueux du diamètre d'une pièce de cinq francs, au milieu duquel on sent un cordon sinueux de la grosseur du petit doigt. La peau, à ce niveau, est indurée, pigmentée, et adhère aux dilatations veineuses sous-jacentes.

La jambe gauche est légèrement augmentée de volume. La peau est rosée vers la face interne, de coloration normale en avant et en dehors. On constate un peu d'œdème au niveau de la malléole interne. La pression est douloureuse dans les deux tiers supérieurs de la jambe où le doigt perçoit dans la région de la saphène interne la sensation d'un cordon sinueux.

Pas de fièvre, bon appétit.

Prescription : Repos absolu au lit ; position inclinée du membre, le pied et la jambe supportés par un hamac; compresses imbibées d'eau de sureau.

26. La malade se plaint d'une douleur vive dans l'aine. La phlébite qui était limitée à la jambe a envahi la saphène dans sa portion crurale, et sur le trajet de cette veine on sent un cordon dur et douloureux. La peau est tendue et chaude, et à la partie supérieure de la cuisse, le siège d'une coloration rougeâtre.

Un peu de fièvre, langue légèrement saburrale, diminution de l'appétit.

28. La malade n'accuse pas de malaise ; elle mange bien.

Etat local. Pas de modification.

30. Matin, T. 38°; Soir 39°2. Le gonflement est considérable ; la cuisse est œdematiée, rouge à la partie interne et supérieure, chaude et empâtée.

Le membre est enveloppé dans une couche de coton.

31. Matin, T. 38°; S., 38°8.

1er Novembre, T. m., 37°8; S., 38°7.

2. T. m., 38°; S., 39°1.

Sur la région que traverse la saphène, dans la dernière portion de son trajet au niveau de son embouchure dans la veine fémorale, et jusqu'au pli de l'aine, le gonflement est très accentué, la peau rouge et chaude, le tissu cellulaire sous-cutané œdematié, empâté. M. Bouilly craint que ce travail ne se termine par suppuration.

La malade a ressenti des frissons, des élancements. A travers la paroi abdominale, dans la fosse iliaque gauche, on sent un cordon dur, la veine iliaque externe obstruée par une thrombose.

Le soir, la malade se plaint de douleurs vives dans l'abdomen; dans les fosses iliaques droite et gauche, la pression est douloureuse.

Cataplasmes laudanisés sur l'hypogastre.

3. T. m., 38°6; S. 38°6.

Pas de changements sur le membre inférieur gauche. Le ventre est tendu, douloureux, œdématié; pas de rougeur sur le trajet de la veine fémorale droite; la pression détermine de la douleur et l'on sent ce vaisseau sous la forme d'une tige rigide.

Le creux poplité n'est que sensible; au mollet pas de douleur; la racine du membre est légèrement œdématiée. La jambe gauche et le pied ont conservé leur volume normal.

4. T. m. 38,6; S. 39,1.

5. T. m. 38°; S. 38,8.

Le ventre, sur le trajet des vaisseaux iliaques droits, est moins douloureux. Du même côté, la veine crurale est toujours sensible à la pression; le cordon persiste sur son trajet.

Les varices de la jambe droite sont devenues plus apparentes.

Peu d'œdème.

La phlébite de la saphène gauche tend à la résolution. Il ne reste plus qu'un peu de rougeur à la partie supérieure et interne de la cuisse. La pression détermine encore de la douleur dans cette région.

Les veines iliaques et fémorales gauches sont toujours thrombosées.

La jambe et le pied sont le siège d'un œdème considérable; la peau est tendue, blanche.

6. T. m. 37,8; S. 38,2.

Œdème plus apparent à la cuisse droite, douleur au creux poplité; l'infiltration est aussi plus considérable à la jambe du même côté.

7. T. m. 38°; S. 38,4.

8. T. m. 38°; S. 38,4.

Plus de rougeur le long de la saphène interne gauche. Le membre est toujours œdématié, surtout à la jambe. Pression toujours douloureuse, principalement à l'aine, où l'on sent toujours la veine fémorale obstruée, et à la face interne du mollet.

Membre droit œdématié; pas de rougeur. Douleur à la pression sur le trajet de la veine crurale et de la veine poplitée.

Le soir, douleur vive, spontanée, dans la cuisse droite. Cataplasmes laudanisés.

9. T. m. 37,8 ; S. 37,9.

L'œdème de la cuisse gauche diminue. La douleur spontanée a disparu de la cuisse droite. Pas de changements dans l'aspect du membre.

12. T. m. 37,4; S. 37,4.

Sur la cuisse gauche on ne constate plus la présence de l'œdème; la jambe est encore infiltrée, mais son volume diminue. La pression est toujours douloureuse à l'aine et au creux poplité; elle ne l'est pas au mollet. On sent toujours le cordon formé par l'iliaque externe; la fémorale, et surtout la saphène interne, siège primitif de l'affection.

Membre droit. Douleur sur le trajet de la veine fémorale, que l'on sent toujours rouler sous le doigt.

Œdème un peu moins considérable.

Les jours suivants, la température reste normale, et rien de particulier n'apparaît dans les phénomènes locaux.

19. La température monte le soir à 39°.

20. Rien de notable sur le membre gauche ; la pression réveille cependant quelques douleurs sur le trajet de la veine saphène, surtout au niveau du genou. Mais l'induration de ce vaisseau est notablement diminuée ; il ne reste plus d'œdème qu'au niveau des malléoles.

La malade se plaint de douleurs vives dans la cuisse droite et à sa partie interne. L'exploration de cette région fait percevoir un cordon dur et douloureux occupant le trajet de la saphène interne. Les téguments ne sont pas rouges, mais tendus, et le tissu œdématié.

La région douloureuse est badigeonnée de laudanum, et le membre enveloppé d'une couche épaisse de coton maintenue par une bande roulée qui exerce une légère compression.

22. Sur le trajet de la veine saphène interne, récemment thrombosée, on ne trouve toujours pas de signes de phlébite vraie; mais sur le paquet variqueux que porte le malade à la face interne de la jambe droite, et qui a été le siège de phlébite adhésive, on remarque que la peau est rouge dans une étendue égale à la surface d'une pièce de 10 centimes.

Les jours suivants, la température se maintient à 39° environ le soir. État nauséeux.

Phénomènes locaux. — La douleur persiste; l'œdème augmente.

26. La température est tombée à son chiffre normal; la malade se sent beaucoup mieux.

L'œdème est considérable et généralisé à tout le membre; la peau est tendue, luisante; le doigt éveille toujours de la douleur sur le trajet de la saphène interne, mais il ne sent plus cette veine, qui est masquée par le tissu cellulaire infiltré.

28. L'œdème est toujours très considérable; la peau n'est plus rouge au niveau de la dilatation variqueuse enflammée à laquelle elle n'adhérait pas. Il semble que l'infiltration du tissu cellulaire l'ait éloignée du foyer inflammatoire.

Rien de particulier à noter les derniers jours de novembre et les premiers jours de décembre. L'œdème diminue de jour en jour.

Le 10 décembre, l'œdème persiste encore dans le tiers inférieur de la jambe droite. La saphène interne n'est plus obstruée que dans sa portion variqueuse sus-condylienne et un peu au-dessus.

A gauche on sent, au niveau du mollet, quelques nodosités dues aux caillots intra-variqueux, et la saphène dans sa portion crurale est redevenue perméable.

La femme commence à se lever.

La constitution de cette femme est profondément altérée. L'apparition de la tumeur sarcomateuse intra-abdominale, malgré son développement, doit remonter à plus de quatre mois de la maladie. Il est rare, en effet qu'une tumeur maligne, de nature cancéreuse, détermine un affaiblissement, une déchéance de l'organisme marqués dans un espace de temps si court. Pendant une métrorrhagie, assez abondante, eut lieu une première attaque de phlébite variqueuse sur la jambe droite.

Ceci se passait le 20 septembre. Un mois plus tard, le 20 octobre, les varices de la jambe gauche s'enflammèrent.

Il est remarquable que ces phlébites sont survenues chez notre malade à l'époque de ses règles.

A aucune de ces époques ne se sont manifestés des phénomènes fébriles que l'on eût pu invoquer comme cause de phlébite; nous ne voyons dans ces mouvements congestifs vers l'utérus que des troubles passagers de l'économie déjà plus ou moins accentués dans l'état physiologique, mais qui, dans ce cas particulier, deviennent l'origine d'une phlegmasie dans un organisme malade, et qui se localisent sur des tissus déjà altérés, les veines variqueuses.

On pourrait, au premier abord, penser que chez cette femme la phlébite variqueuse a été consécutive, et s'est développée par la propagation d'une phlébite ayant comme point de départ les vaisseaux avoisinant la tumeur ovarienne, Cette opinion n'est pas soutenable pour ce qui concerne la première attaque de phlébite sur les varices de la jambe droite, car l'inflammation est restée parfaitement circonscrite et limitée aux paquets veineux.

Dans la seconde attaque au contraire, nous ne voyons pas seulement les varices enflammées, mais aussi toute la saphène dans sa portion saine, depuis le mollet jusqu'à son embouchure dans la veine crurale. De plus, les veines iliaque et crurale se prennent, et survient un œdème considérable du membre. Après un examen fait à cette période de la maladie, les phénomènes locaux auraient pu en imposer et faire naître dans l'esprit, sinon l'erreur, tout au moins le doute, et on aurait pu supposer que la phlébite avait suivi une marche descendante.

Mais nous avons assisté à l'évolution de la maladie; nous avons constaté à son apparition une localisation bien marquée sur la portion variqueuse, et nous avons pu la suivre dans sa marche ascendante et envahissant secondairement la veine saphène interne qui, au début, était complètement indemne.

Cette observation nous offre plusieurs particularités intéressantes. D'abord la facilité avec laquelle les veines de la malade se laissent envahir par l'inflammation. Dans nos observations, en effet, nous voyons toujours la phlébite circonscrite aux veines variqueuses, et c'est surtout dans l'état puerpéral qu'elle revêt cette tendance envahissante.

Un autre point sur lequel nous croyons utile d'appeler l'attention, c'est le développement progressif d'une thrombose dont on suit facilement la marche, qui part de la saphène variqueuse et enflammée, et s'étend dans les vaisseaux profonds du même membre, monte jusqu'à la bifurcation de la veine iliaque primitive et de là descend dans le membre du côté opposé.

Ici la coagulation du sang suit une marche descendante, la saphène interne dans sa portion saine est donc envahie avant les points où elle est dilatée, ou à peu près simultanément. Or cette thrombose ne se manifeste dans la portion saine de la saphène que par un cordon rigide et dur, tandis qu'au-dessus du condyle interne du fémur, où siège une dilatation variqueuse, elle détermine des phénomènes inflammatoires circonscrits et limités à la dilatation veineuse. Il semble ici que l'irritation de la paroi vasculaire par le caillot sanguin soit la cause de cette inflammation dans des tissus déjà malades, et dans un organisme débilité.

Nous venons de voir, dans les observations précédentes, la phlébite variqueuse se développer sous l'influence d'états morbides divers. La relation, qui unit le phénomène local avec sa cause générale nous paraît bien établie par les faits que nous avons cités ; mais si nous savons qu'il existe un lien entre les deux affections, ce lien, nous ne le connaissons pas, et sur ce sujet, comme sur beaucoup d'autres encore, en attendant que la science ait apporté des notions précises, nous sommes forcés de nous en tenir à des conjectures, à des interprétations plus ou moins hypothétiques.

Dans la phlébite, il existe un phénomène constant, c'est la coagulation du sang, la thrombose que nous retrouvons également dans la phlébite variqueuse.

Nous aurons à examiner si la thrombose prend naissance dans les veines atteintes de dilatation variqueuse, par un mécanisme analogue à celui qui préside à sa formation dans les thromboses dites spontanées.

Mais avant d'étudier ce point de pathogénie qui nous paraît plein d'intérêt, nous devons nous arrêter un moment sur les conditions nécessaires au maintien de la fluidité du sang dans les vaisseaux.

On admet généralement que trois conditions sont nécessaires pour que le sang reste liquide dans les vaisseaux : Ce sont : 1° la circulation normale ; 2° la constitution normale du liquide sanguin ; 3° l'intégrité de la paroi vasculaire.

Cette dernière condition paraît surtout importante. On sait, en effet, quel rôle important joue la paroi vasculaire à l'égard du sang qui circule.

Le sang se coagule parce que la fibrine se précipite et englobe dans ses mailles les globules du sang. La fibrine ne préexiste pas dans le plasma sanguin ; elle se forme par dédoublement d'une matière albuminoïde que Denis (de Commercy) avait nommée plasmine, dédoublement qui donnait lieu à la production de fibrine concrète (plasmine coagulable), et de fibrine dissoute (plasmine soluble).

« La plasmine n'est pas une substance pure, comme le disait Denis, mais un mélange de deux substances albuminoïdes. L'une, qui se transforme en fibrine et qui disparaît par le fait de la coagulation, a reçu le nom de *fibrinogène* ; l'autre, la *paraglobuline* (fibrine dissoute, albuminate alcalin, globuline du sérum, substance fibrino-plastique, sont des dénominations qu'on a tour à tour appliquées à la paraglobuline du sang), se retrouve après la coagulation.

« La coagulation par la chaleur permet de démontrer facilement que la plasmine est un mélange de deux substances albuminoïdes : si l'on chauffe graduellement une solution de plasmine, on obtient vers +55° des grumeaux de fibrinogène coagulé ; le liquide filtré peut ensuite être porté jusqu'à près de +75° avant que la paraglobuline ne se coagule à son tour.

« Ces deux substances, le fibrinogène et la paraglobuline, ne sont pas des produits artificiels nés sous l'influence des réactifs employés à les préparer ; elles préexistent à côté de l'albumine dans le plasma sanguin, alors que celui-ci est encore contenu dans la veine.

« Le plasma sanguin contient donc avant la coagulation

trois substances albuminoïdes : le fibrinogène, qui disparaît en donnant naissance à la fibrine ; la paraglobuline et l'albumine, qui se retrouvent à la coagulation.

« Sous quelle influence le fibrinogène se transforme-t-il en fibrine? Pourquoi ce phénomène ne se forme-t-il pas dans le sang qui circule? Les travaux d'Alexandre Schmidt ont fait faire un grand pas à cette question. L'illustre physiologiste de Dorpat a démontré que le fibrinogène seul était incapable de fournir la fibrine. La présence simultanée de la paraglobuline serait indispensable; aussi avait-il donné à cette substance le nom de fibrinoplastique. » (1).

D'après Schmidt, si le sang ne se coagule pas à l'état normal dans le système circulatoire, c'est que la paroi vasculaire, qui vit et qui est indemne de toute altération, a la propriété d'empêcher l'action dédoublante de la globuline, substance contenue dans les hématies ou globules rouges du sang.

Pour M. Frédéricq, la paroi vasculaire n'a pas de propriété active dans le maintien de la fluidité du sang; elle joue un rôle complètement passif, et si le sang ne se coagule pas dans les vaisseaux, ce n'est pas parce que la paroi de ces derniers l'empêche de se coaguler, mais parce qu'il n'y subit pas de contact avec un corps étranger autre que cette paroi.

Quoi qu'il en soit, il est certain que l'intégrité de la paroi vasculaire est nécessaire pour maintenir le sang liquide.

Voyons maintenant quelles sont les causes au moyen desquelles on cherche à expliquer la coagulation spontanée du sang sur place.

(1) Léon Frédéricq. Leçon sur la coagulation du sang. (Revue scientifique, nº du 4 décembre 1880.)

D'après ce que nous savons sur les conditions nécessaires au maintien de la fluidité du sang dans les vaisseaux, nous pouvons admettre que si l'une de ces conditions fait défaut, ou si aucune d'elles ne se trouve réalisée, le sang aura dès lors une tendance marquée à la coagulation, et que la thrombose peut être provoquée par le ralentissement, la stase du sang dans le système circulatoire, par l'altération du sang lui-même, et, enfin, par l'altération des parois vasculaires.

Thrombose par ralentissement de la circulation. — D'après Virchow, et O. Weber (1), le ralentissemement de la circulation est la cause la plus efficace de thrombose dans les maladies cachectiques. Ces auteurs expliquent le ralentissement, le premier par la diminution de la force d'impulsion cardiaque, d'une part, et par la diminution de la contractilité des parois veineuses, d'autre part ; le second, seulement par la perte de tonicité des parois vasculaires et par l'absence des contractions musculaires.

M. le professeur Jaccoud (2) reconnaît aussi que l'affaiblissement des contractions du cœur est la cause principale de la coagulation du sang, et qu'elle a comme causes auxiliaires les stases partielles produites par l'immobilité et la déclivité des parties, et une altération particulière du sang, l'inopexie.

Trousseau (3), et M. Lancereaux, expliquent aussi la production de la thrombose par le ralentissement de la circulation, et font observer que les lieux d'élection des thromboses primitives sont les points, où par une dispo-

(1) Cité par M. Troisier. Thèse d'agrégation. 1880.
(2) Jaccoud. Traité de pathol. int. T. I. p. 22.
(3) Trousseau. Clinique méd. de l'Hôtel-Dieu. T. III. p. 727.

sition anatomique particulière, la circulation éprouve une certaine gêne. « Ces thromboses, dit M. Lancereaux (1), ne se produisent pas, comme on le croit assez généralement dans tous les points du système veineux... Les régions où elles prennent naissance sont invariablement celles de la partie supérieure des membres et de la base du crâne. Les vaisseaux où elles se rencontrent sont, aux membres inférieurs, les veines fémorales profondes, plus rarement les veines iliaques et les saphènes internes; aux membres supérieurs; les veines axillaires ; dans le crâne, les tissus de la dure-mère. Or, si l'on remarque que ces vaisseaux sont précisément situés au niveau des points où les parois des veines cessent d'adhérer aux toiles fibreuses du voisinage, et par conséquent là où la force d'aspiration thoracique tend à diminuer et à disparaître, on arrive à cette conclusion que la coagulation spontanée du sang est régie par une loi purement physique, que nous énoncerons comme il suit : les thromboses marastiques se produisent toujours au niveau des points où le liquide sanguin a le plus de tendance à la stase, c'est-à-dire à la limite d'action des forces d'impulsion cardiaque et d'aspiration thoracique. »

Thrombose par altération du sang. — Les modifications que font subir au sang les divers états morbides, dans lesquels on observe les coagulations sanguines, malgré les travaux dont elles ont été l'objet, sont loin d'être connues.

Dans les maladies aiguës, dans les phlegmasies, et on peut prendre pour type la pneumonie, la fibrine du sang

(1) Lancereaux. Traité d'anat. pathol. T. I, p. 604

subit une augmentation qui oscille entre les chiffres extrêmes 4 et 10 pour 1000 d'après Andral et Gavaret (1).

Dans les derniers mois de la grossesse, à partir du 7e mois, on voit aussi s'élever la quantité de fibrine du sang jusqu'au moment où commence l'accouchement.

On observe aussi l'hypérinose dans le cours de la phthisie pulmonaire, du cancer.

Vogel prétend que si le sang se coagule spontanément dans les vaisseaux, c'est que la fibrine a subi une modification dans ses propriétés, en vertu de laquelle elle a une tendance à se coaguler dans l'organisme vivant ; cette modification, il l'a appelée inopexie.

Thrombose par altération des parois vasculaires. — Nous avons vu que la membrane interne des vaisseaux, lorsqu'elle est vivante et saine, empêche la coagulation du sang à leur intérieur. Cette propriété, la tunique interne la conserve encore en partie sur le cadavre, et dans un segment de veine que l'on a extraite du corps d'un animal. La paroi n'est plus vivante alors, mais elle n'est pas un corps étranger qui appelle, qui provoque la coagulation du sang.

Pour prouver l'influence qu'un corps étranger exerce sur la coagulation du sang, M. Frédéricq (2) institue l'expérience suivante : il prend une veine jugulaire d'un cheval, la lie immédiatement après l'avoir extraite, et la subdivise en quatre segments à l'aide de trois nouvelles ligatures. Dans deux de ces segments, il introduit à travers la paroi de minces stylets de verre bien aigus : les deux autres

(1) Andral et Gavaret. Annales de chimie et de physique. 2e série, t. XXV.

(2) Loc. cit.

segments servent de témoins. Il ouvre ces quatre segments et constate qu'autour de chacun des stylets faisant office de corps étrangers, s'est formé un caillot fibrineux, tandis que le sang est resté liquide dans les deux segments témoins. « La même expérience, dit-il, peut se faire chez l'animal vivant : tout corps étranger introduit dans le système circulatoire sanguin, même des fragments de tissus vivants, os, tendons, etc., ne tarde pas à s'y recouvrir de caillots. La paroi vasculaire elle-même, lorsqu'elle s'altère, peut faire office de corps étrangers et devenir un centre de coagulation. »

Dans la thrombose dite spontanée, la paroi vasculaire est-elle altérée ? Cette altération n'est pas connue. Néanmoins, comme le ralentissement de la circulation n'est pas une cause suffisante pour expliquer la coagulation du sang, car souvent on voit des stases sanguines ne pas s'accompagner de coagulation, comme l'hypérinose et l'inopexie sont des états particuliers du sang qui paraissent favoriser plutôt que produire le phénomène de la coagulation, il faut bien admettre que la paroi a subi une modification en vertu de laquelle elle provoque la précipitation de la fibrine du plasma sanguin. « Il me paraît nécessaire, dit M. Troisier, pour que le sang soit retenu sur place et se coagule, de faire intervenir une modification de la vitalité de la paroi, et peut-être une modification moléculaire de l'épithélium. Cette condition dominerait les deux autres, dans la production de la thrombose marastique. »

En résumé, parmi les causes de la thrombose, il en est une vraiment capitale, l'altération de la membrane interne des veines, les deux autres, le ralentissement de la circulation, l'altération du sang, sont des causes auxiliaires.

Les conditions, que nous venons de passer en revue et

qui sont invoquées comme favorisant la coagulation spontanée du sang sont-elles réalisées par les varices ? L'état variqueux est-il par lui même une cause suffisante de thrombose ?

La dilatation des veines est le caractère prédominant des varices ; c'est même ce caractère qui a valu à l'affection qui nous occupe le nom de phlébectasie. Le premier effet de la dilatation d'un vaisseau sur le sang qui circule dans son intérieur et dont la quantité reste la même, c'est d'amener le ralentissement de la circulation. La gêne circulatoire devient d'autant plus grande que la dilatation vasculaire s'accentue davantage; peu considérable au début des varices, dans le premier et le second degré où les veines sont simplement dilatées et légèrement flexueuses, elle atteint son maximum dans le troisième degré, où la dilatation est très inégale, les veines extrêmement sinueuses (elles ressemblent par places à des paquets de vers), recouvertes de bosselures inégales, de poches anévrysmatiques, sans aucune action sur le sang, qui, par le fait de la stase, tend continuellement à se distendre.

La phlébectasie est une affection locale et n'exerce aucune influence fâcheuse sur la constitution du sang qui conserve ses propriétés physiologiques.

La dilatation variqueuse, même arrivée au troisième degré, le sang ne présentant aucune altération, si la membrane interne est intacte, modifie, retarde la circulation, mais n'est pas la cause déterminante de la thrombose. Il suffit d'examiner des variqueux dont les veines sont profondément dilatées et sinueuses et sur une grande étendue de leur trajet pour se convaincre que le sang, malgré le ralentissement qu'il éprouve dans son cours, a conservé sa fluidité.

On pourrait cependant se demander pourquoi, dans les dilatations sacciformes, anévrysmatiques des veines, le sang ne se comporte pas de la même façon que dans les sacs anévrysmaux qu'on observe sur les artères, et pourquoi dans les varices il reste liquide, tandis qu'il se coagule dans les anévrysmes. Pour se rendre compte de ces différences, il suffit d'examiner ce qui se passe dans un anévrysme mixte externe, par exemple qui a commencé par la simple dilatation du tube artériel.

La première étape par laquelle passe cet anévrysme en voie de développement est l'anévrysme vrai, c'est-à-dire formé par la dilatation des trois tuniques de l'artère. Bientôt la tunique moyenne distendue se rompt en un point, la tunique interne peu extensible, n'étant plus soutenue à ce niveau, cède sous l'effort du sang, se déchire et la paroi du sac est, en ce point, formée par la tunique externe du vaisseau. L'anévrysme mixte externe est constitué.

Comment se comporte le sang contenu dans l'artère pendant le développement de l'anévrysme? Tant que la dilatation reste à l'état d'anévrysme vrai, la membrane interne du vaisseau est intacte et polie, la circulation est ralentie, mais le sang ne se coagule pas. Quand, au contraire, par la rupture des tuniques moyenne et interne, l'anévrysme, de vrai qu'il était, devient mixte externe, on y trouve toujours du sang coagulé.

Or ce n'est pas là ce qu'on observe dans les dilatations variqueuses sacciformes. Les parois de ces poches sont constituées par les trois tuniques de la veine, comme les tuniques artérielles constituent les parois de l'anévrysme vrai. Dans l'un comme dans l'autre cas la membrane interne des vaisseaux est intacte, c'est pourquoi le sang ne se coagule pas.

Cependant il n'est pas rare de rencontrer dans les varices des caillots qui paraissent s'y être formés sans le concours d'une cause manifeste (ulcère variqueux, traumatisme, phlébite) qui aurait déterminé dans les parois des veines des modifications suffisantes pour expliquer la coagulation du sang. Ces caillots s'observent quand, sous l'influence de la dilatation excessive, il se fait des éraillures à la surface de la membrane interne des veines, ou que des valvules se déchirent. Le sang se trouve alors dans les mêmes conditions que dans l'anévrysme mixte externe; il rencontre une surface rugueuse, dépolie, au contact de laquelle il se coagule.

Mais ordinairement la membrane interne, tout au moins la couche épithéliale, reste intacte, et, dans les cas où il se fait une coagulation du sang, cette coagulation doit être considérée comme une complication.

On peut donc dire que l'état variqueux, la dilatation des veines n'est pas, le plus souvent, une cause suffisante de thrombose et que ce phénomène nécessite, pour se produire, le concours d'autres circonstances qui modifient la paroi vasculaire.

Si nous laissons de côté les agents modificateurs des tuniques veineuses, qui sont d'origine externe et parfaitement saisissable dans la plupart des cas (traumatisme ayant occasionné des ruptures dans les parois, phlébite traumatique ou bien due à l'extension d'une inflammation de voisinage, ulcère, etc.), nous sommes obligés, pour expliquer les coagulations sanguines intra-variqueuses, de faire intervenir deux autres facteurs : modification des parois, modification du sang déterminées par un état général morbide.

Nous nous trouvons alors ramenés aux conditions nécessaires à la production de la thrombose spontanée, c'est-à-dire le ralentissement de la circulation, l'altération du sang, l'altération des parois.

Est-ce à dire que la thrombose et la phlébite spontanée doivent être considérées comme une seule et même affection ? Après les nombreux travaux dont cette question a été l'objet dans ces dernières années, travaux qui tendent à établir une distinction bien tranchée entre ces deux processus, nous n'oserions pas conclure à l'identité, mais il nous semble que la pathogénie de ces deux états morbides offre de nombreux points de contact, et que si, dans nombre de cas, il est loisible de les différencier, il existe des cas mixtes dans lesquels il est difficile d'attribuer un rôle prédominant à l'un de ces deux facteurs, phlébite et thrombose, et de dire si la phlébite a précédé la thrombose ou bien si celle-ci a précédé celle-là.

Comme la *phlegmatia alba dolens*, nous voyons la phlébite variqueuse se développer sous l'influence d'une cause générale, de différents états morbides dont elle peut être considérée comme un épiphénomène; comme elle, nous la voyons, en effet, survenir dans l'état puerpéral, dans le cours de phlegmasies franches, dans certaines affections chroniques.

Le mécanisme qui préside au développement de la phlébite est-il le même que celui qui produit la phlegmatia ? Avec les partisans de la coagulation spontanée, on peut admettre que le caillot s'est formé par suite d'une altération particulière du sang et a secondairement provoqué une réaction inflammatoire dans les membranes du vaisseau.

Si ce mécanisme est admissible pour expliquer la phlébite adhésive qui se développe sur une veine en apparence saine, à plus forte raison peut-on l'admettre pour expliquer le développement de la phlébite variqueuse. Car, dans ce cas, nous n'avons plus affaire à une veine normale, mais à un vaisseau dilaté, sinueux, dans lequel la circulation du sang est ralentie et dont les parois sont, par le fait de l'état variqueux, le siège d'une inflammation chronique, ainsi que les tissus périveineux, et on comprend qu'ici la réaction inflammatoire de la paroi vasculaire prenne un caractère d'acuité qu'elle pouvait ne pas posséder dans le cas précédent, puisqu'à un état pathologique ancien vient s'ajouter un état pathologique nouveau.

Ce mécanisme est simple et séduisant, mais n'oublions pas que la coagulation vraiment spontanée du sang est plutôt admise que démontrée, que ses partisans eux-mêmes font intervenir dans sa production des modifications de la paroi vasculaire, modifications jusqu'ici inconnues, il est vrai.

Nous pensons que dans la phlébite variqueuse, les choses se passent comme dans la phlébite adhésive en général, que l'inflammation de la paroi veineuse se développe primitivement et que la coagulation du sang en est la conséquence.

Dans certaines formes de phlébite, la phlébite rhumatismale en particulier, on voit quelquefois l'inflammation envahir les parois d'une veine et le sang s'y coaguler postérieurement (1).

(1) M. Raymond, dans une leçon clinique qu'il fit à l'Hôtel-Dieu pen-

James Paget (1) parlant de la phlébite goutteuse dit qu'elle dénote une disposition évidente à la métastase et à la symétrie, caractères qui, selon lui, plaident fortement en faveur de l'opinion que l'affection essentielle et primaire n'est pas une coagulation du sang, mais une inflammation de portions des parois veineuses.

Quoi qu'il en soit des théories, il nous reste un fait qui est bien établi, ce nous semble, c'est le développement de la phlébite variqueuse sous l'influence d'une cause générale complètement indépendante des causes ordinaires de la phlébite qui sont, la plupart du temps, des causes d'origine externe ou bien, si cette origine ne peut leur être attribuée, que l'on regarde comme idiopathiques, de cause inconnue. Nous n'irons pas jusqu'à dire que toutes les phlébites variqueuses, que toutes les phlébites adhésives en un mot, reconnaissent une affection générale préexistante, et qu'il est possible toujours d'établir un rapport de cause à effet, mais quand même nous ne saisirions pas cette relation, ne serions-nous pas jusqu'à un certain point autorisé à penser qu'elle existe? Nous nous y sentons d'autant plus poussé que, dans nombre de cas, il est impossible de nier qu'il existe un lien entre la phlébite variqueuse et l'état général du malade, que lorsqu'on voit chez un variqueux atteint de fièvre, de maladie cachectique, ses varices s'enflammer dans son lit, il est plus naturel et nous dirons même plus logique, de voir dans ce phénomène local un effet, qu'une simple coïncidence.

dant le mois d'août dernier, parla d'une malade en convalescence d'une attaque de rhumatisme articulaire aigu, dont la veine humérale gauche devint le siège d'une phlébite (douleur, rougeur sur le trajet de la veine), mais dans laquelle le sang ne se coagula que le lendemain du jour de l'apparition de la phlébite.

(1) Clinique chirurgicale, p. 377. Traduct. Petit. 1877.

On a vu dans l'état puerpéral une cause suffisante pour produire la phlébite variqueuse ; pourquoi tout état général morbide déterminant certaines modifications du sang ne prétendrait-il pas au rôle de cause possible ? Nos observations portent sur un nombre assez restreint, il est vrai, de malades, mais nous croyons que des cas semblables sont loin d'être rares et qu'il suffirait d'avoir l'attention dirigée vers cette recherche, pour voir s'augmenter bientôt le nombre des observations que nous possédons sur ce point de pathogénie de la phlébite variqueuse, disons aussi de la phlébite adhésive ordinaire, et qu'ainsi diminueraient de plus en plus ces phlébites, que l'on range sous la rubrique de cause inconnue. « Parmi les phlébites idiopathiques ou rhumatismales, dit J. Paget, je suis convaincu qu'une étude minutieuse amènerait à distinguer différentes formes associées à autant de variétés d'affections constitutionnelles (1). »

SYMPTOMES.

Phlébite variqueuse superficielle. — L'inflammation des varices s'annonce par de la douleur sur le trajet des vaisseaux, qui prennent en même temps une coloration bleuâtre d'abord, rougeâtre ensuite. Le sang se coagule dans les veines, que l'on voit se dessiner sous forme de cordons durs, plus ou moins sinueux et volumineux selon que les varices sont elles-mêmes arrivées à un degré plus ou moins avancé de leur développement. A la distension des vaisseaux par le caillot sanguin, vient s'ajouter l'épaississement de leurs parois par le travail inflammatoire qui les a envahies, et l'épanchement de lymphe plastique.

(1) J. Paget. Loc. cit.

Si l'inflammation se borne aux veines, les parties voisines restent intactes ; mais il n'est pas rare, il est même fréquent, de voir les tissus périveineux participer dans une certaine mesure à l'inflammation. Dans ce cas, ils deviennent rouges, douloureux, empâtés ; la main perçoit à leur niveau une élévation notable de la température.

Au siège de la phlébite, le cours du sang est interrompu ; la conséquence de cet obstacle est une gêne dans la circulation des points intermédiaires au point obstrué et aux capillaires, et l'on peut voir survenir un œdème plus ou moins considérable, en rapport avec l'étendue de la phlébite variqueuse. Généralement cet œdème, quand il existe, est assez limité et cela se comprend, puisque les voies collatérales sont largement ouvertes au sang par la dilatation première des vaisseaux profonds et de leurs anastomoses avec les vaisseaux superficiels.

Le malade éprouve dans son membre une sensation de fourmillements et de pesanteur.

Phlébite profonde. — Lorsque la phlébite siège dans les varices profondes d'un membre, les mêmes phénomènes locaux se produisent ; mais le plus souvent il nous est bien difficile de les constater, car l'inflammation ne se traduit que par une douleur profonde, augmentée par la pression, un gonflement de la région et la dilatation des varices superficielles, quand elles existent. Dans certains cas, cependant, il serait possible de sentir à travers la peau les cordons formés par les veines oblitérées, après avoir mis le mollet dans le relâchement, et M. Houël, cité par M. le professeur Verneuil (1), a pu diagnostiquer des varices

(1) Verneuil. Notes sur les varices profondes de la jambe, envisagées au point de vue clinique. (Gazette hebdomadaire, 1861, p. 447.

profondes enflammées, malgré l'absence de varices sous-cutanées.

Les symptômes généraux ne sont pas constants et, quand ils existent, leur intensité est proportionnelle à celle de la phlébite variqueuse. Ils consistent en céphalalgie, courbature, accélération du pouls qui est plein et dur, chaleur à la peau, soif, anorexie, etc.

Des frissons se reproduisant à de courts intervalles, une lange sèche et fuligineuse, une soif inextinguible, des nausées, des vomissements, une diarrhée abondante, une respiration difficile, une oppression vive, un pouls très accéléré (100 à 120), une peau chaude, des sueurs profuses, du délire, du coma, sont des symptômes qui annoncent qu'une grave complication de la phlébite est survenue, et que le mélange du pus avec le sang s'est opéré.

DIAGNOSTIC.

Il est facile de reconnaître la phlébite superficielle à l'aide des symptômes que nous venons de passer en revue ; et la sensation d'un cordon sinueux, dur et douloureux sur un point où se sont développées des varices, fera éviter toute erreur.

Le phlegmon communique aux tissus une rougeur foncée, qui ne se limite pas à un vaisseau variqueux ; la douleur n'offre pas son maximum d'intensité sur le trajet d'un cordon sinueux et dur. Quelquefois, il est vrai, le phlegmon accompagne la phlébite, mais la marche de l'affection qui a débuté par des varices, vient éclairer le diagnostic.

Une autre affection avec laquelle on pourrait confondre la phlébite variqueuse, c'est l'érythème noueux qui, comme la phlébite s'accompagne de rougeur, de bosselures ; mais dans la phlébite variqueuse, la rougeur et l'induration sont précédées de varices et on sent les veines oblitérées qui aboutissent aux noyaux d'induration. De plus les plaques d'érythème noueux n'ont pas de tendance à la suppuration.

Il est une variété anatomique de la phlegmatia qui se rapproche beaucoup de la phlébite variqueuse, c'est la thrombose qui siège dans une veine variqueuse sous-cutanée. On voit dans ce cas la peau qui recouvre le vaisseau prendre une coloration rosée (phlegmatia cœrulea); l'œdème est peu considérable et le tissu cellulaire un peu empâté. Il est bien difficile, croyons-nous, de dire si l'on a affaire ici à une thrombose primitive, ou bien au contraire si c'est la phlébite qui a déterminé la coagulation du sang.

Dans la phlegmatia commune, l'œdème est constant, il envahit le membre dans sa presque totalité ; la peau est tendue, luisante et blanche ; le tissu cellulaire se laisse difficilement déprimer par le doigt ; la douleur est profonde et, lorsque la phlegmatia siège aux membres inférieurs, ce qui est le plus ordinaire, on ne sent de cordon que dans les points où la veine fémorale est superficielle.

La phlébite variqueuse superficielle ne donne pas lieu à ces symptômes, mais étant donné la fréquence des varices profondes plus grande que celle des varices superficielles, il nous semble tout naturel d'admettre que ces varices peuvent s'enflammer et se manifester par les mêmes signes que la phlegmatia, pour peu que la phlébite soit étendue et affecte des troncs veineux volumineux.

Si des varices superficielles existaient avant l'apparition de ces accidents, on peut rapporter ces derniers à une phlébite variqueuse profonde ; mais lorsqu'à l'extérieur on n'a constaté aucune dilatation variqueuse, et que, d'un autre côté, les varices profondes n'ont pas déterminé de symptômes bien accusés, il nous semble que le diagnostic différentiel entre la phlegmatia et la phlébite variqueuse profonde est bien difficile à établir.

La température locale ne peut fournir un signe diagnostique d'une grande valeur. Dans la phlegmatia on constate une élévation de température qui atteint quelques dizièmes de degré, plus rarement un degré (M. Damaschino, cité par M. Troisier (1). La phlébite profonde est trop rarement diagnostiquée pour qu'une étude semblable sur la température ait pu être faite.

Les conditions pathogéniques ne nous semblent pas non plus devoir apporter une distiction bien tranchée entre ces deux affections ; nos observations nous montrent, en effet, que ces conditions sont sensiblement les mêmes tout au moins pour la phlébite variqueuse superficielle, et, tout nous porte à croire que les choses doivent se passer de même dans les varices profondes.

PRONOSTIC ET COMPLICATIONS.

La phlébite variqueuse ne comporte pas généralement un pronostic grave. Sa terminaison la plus générale est la résolution. Au bout de quelques jours d'un traitement approprié et même le simple repos, les phénomènes inflammatoires disparaissent et il ne reste plus dans la veine qu'un caillot adhérent aux parois qui fait obstacle à la

(1) Thèse d'agrégation, 1880, p. 125.

circulation et disparaît le plus souvent, mais qui, quelquefois, persiste et transforme la veine en un cordon fibreux,

Cette terminaison a été considérée comme un mode de guérison des varices et a été le point de départ de toute une méthode de traitement curatif. Cette méthode ne nous paraît pas devoir offrir des garanties suffisantes de guérison. car, les varices étant oblitérées sur un point, la circulation devra se frayer une voie nouvelle et, par suite, dilater les veines collatérales; le sang refluera vers les vaisseaux profonds lesquels sont déjà variqueux, ainsi que l'a démontré M. le professeur Verneuil (1).

D'un autre côté, cette méthode est loin d'être toujours inoffensive, car le malade se trouve alors exposé à tous les accidents et complications possibles de la phlébite.

Les complications de la phlébite sont nombreuses:

Il n'est pas rare de voir les phénomènes inflammatoires se terminer par la suppuration. On voit alors se former des collections purulentes plus ou moins étendues qui s'ouvrent le plus souvent à l'extérieur, d'autres fois à l'intérieur du vaisseau.

Ces abcès, s'ouvrant à l'extérieur, peuvent se comporter de deux façons : ou bien le pus une fois évacué, la terminaison se fait comme dans un abcès chaud ordinaire, ou bien, au contraine,p ar suite de la nutrition défectueuse des tissus périvariqueux, et de la distension que subissent les téguments de la part de la collection purulente, une eschare se forme qui, tombant, laisse derrière elle une ulcération dont la marche diffère peu de celle des ulcères variqueux. M. Hervieux (2) cite un cas de guérison com-

(1) Verneuil. Du siège réel et primitif des varices des membres inférieurs. (Gaz. méd., 1855.)

(2) Hervieux. Traité des maladies puerpérales.

plète des varices par la suppuration et la destruction consécutive des veines enflammées.

Quand ces abcès s'ouvrent à l'intérieur de la veine, le pus, si le caillot ne lui offre pas un obstacle suffisant, peut se mélanger au sang et donner lieu à la pyohémie avec abcès métastatiques.

D'autre fois au lieu d'un abcès on observe un véritable phlegmon diffus. Cette complication se rencontre surtout dans les cas où les malades sont en puissance d'un mauvais état général (diabète, alcoolisme, surtout état puerpéral).

La phlébite variqueuse peut devenir l'origine d'une thrombose suffisamment étendue dans les veines du membre où elle siège, pour arrêter la circulation en retour et produire une eschare de plus ou moins grande étendue (Nélaton) (1) et même la gangrène d'un segment du membre.

Une complication heureusement rare, mais terrible de la phlébite variqueuse, c'est l'embolie pulmonaire qui est presque toujours fatale. Néanmoins les cas dans lesquels elle est survenue sont encore assez nombreux pour imposer au médecin une sage réserve dans le pronostic de la phlébite variqueuse et dans ses explorations. Car on a vu plusieurs fois un caillot, sous l'influence de manœuvres intempestives, se détacher et former un embolus.

Velpeau et Briquet (2) ont signalé deux cas de mort subite survenue par embolie pulmonaire à la suite de varices enflammées. D'autres faits semblables ont été observés

(1) Nélaton. Pathologie chirurgicale, t. I, p. 333.
(2) Briquet. Gaz. hebdomadaire, 1862.

par MM. Le Dentu (1), Hayem (2), Longuet) (3), Seuvre (4), Verneuil (5) et sont compris dans la thèse de M. Chabenat (6).

C'est généralement d'une façon tout inattendue et brusquement que s'observent les phénomènes d'embolie pulmonaire, à la suite d'un mouvement ou d'une malaxation du membre. Aussi ces accidents se présentent-ils surtout au moment de la convalescence, alors que les malades commencent à marcher.

La mort, quand elle survient, peut être occasionnée par syncope ou par asphyxie, le plus souvent d'une façon subite, d'autres fois moins rapidement par l'établissement d'une thrombose de l'artère pulmonaire dont le thrombus a été le point de départ. Quelquefois même le malade a pu survivre à ces accidents, malheureusement ces cas sont trop rares pour atténuer la gravité du pronostic de l'embolie.

TRAITEMENT.

Le traitement de la phlébite variqueuse doit être un traitement antiphlogistique : cataplasmes émollients, onctions mercurielles, pommades ou limiments narcotiques, application de sangsues si l'inflammation est intense. Ces moyens seront aidés de la position élevée de l'extrémité du membre.

Si la réaction fébrile était assez marquée, on aurait recours aux purgatifs, à la diète.

(1) Le Dentu. Bullet. de la Soc. anat., 1862.
(2) Hayem. Bullet. de la Soc. de biologie., 1870.
(3) Longuet Revue médico-photographique des hôpitaux, 1873.
(4) Seuvre. Bullet. de la Soc., anat., 1873.
(5) Verneuil. Bullet. de la Soc. anat., 1873.
(6) Chabenat. Thèse de Paris, 1874.

Dans le but de s'opposer aux complications de la phlébite, propagation de l'inflammation du côté du cœur, passage du pus dans le sang, on a proposé la compression faite au-dessus et au-dessous du point enflammé. Mais ce moyen n'a pas donné les bons résultats qu'on en attendait.

Le repos absolu doit être gardé pendant au moins deux semaines, le malade doit éviter de faire des mouvements trop brusques qui pourraient rompre ou détacher les caillots.

Lorsque les phénomènes inflammatoires ont disparu on peut combattre l'œdème par une douce compression.

CONCLUSIONS.

Les lésions anatomiques de la phlébite variqueuse ne diffèrent pas de celles qu'on observe dans la phlébite en général, à part les lésions propres à la phlébectasie primitive.

En outre des causes externes, locales, la phlébite variqueuse reconnaît des causes d'ordre général.

Ces causes sont des altérations de l'état général soit par une maladie aiguë, soit par une maladie chronique, soit par l'état puerpéral qui, non seulement prédisposent à l'inflammation des varices, mais encore peuvent la provoquer de toute pièce sans intervention d'une cause occasionnelle.

L'état fébrile surtout paraît être une cause puissante de phlébite variqueuse ; il n'est pas nécessaire pour cela qu'il soit intense; un simple mouvement fébrile à la suite d'un léger traumatisme, par exemple, suffit.

La phlébite variqueuse se développe par un mécanisme

obscur analogue à celui des thromboses dites spontanées, c'est-à-dire en vertu d'une altération particulière du sang que l'on admet, mais qui est encore inconnue.

Les symptômes de la phlébite variqueuse sont les mêmes que ceux de la phlébite ordinaire, de même aussi son pronostic et ses complications. Le processus morbide est toujours le même, l'inflammation qui au lieu de porter sur des vaisseaux intacts, ayant conservé leur structure normale, porte sur des veines dont les parois sont altérées par l'état variqueux.

Son traitement ne comporte pas d'indications autres que celui de la phlébite.

A. PARENT, imprimeur de la Faculté de Médecine, rue M.-le-Prince, 31.

[illegible] à vrai dire [illegible],
celle-ci [illegible] d'une altération [illegible] du sang
qui [illegible] mais qu'on [illegible] reconnue.

[illegible] ordinaire, de même aussi ses [illegible] processus [illegible] L'inflammation quand [illegible] de petits [illegible] intacts, ayant conservé leur structure normale, [illegible] dont les parois sont altérées, par l'état [illegible].

Le traitement [illegible] les autres
que [illegible].

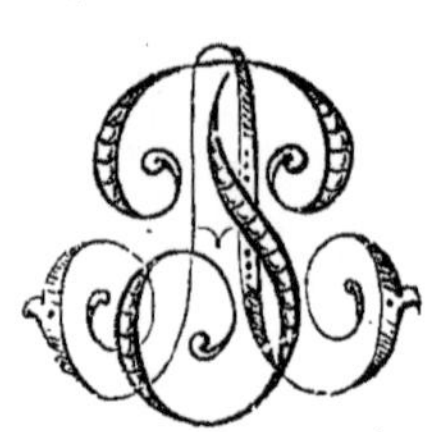

www.ingramcontent.com/pod-product-compliance
Ingram Content Group UK Ltd.
Pitfield, Milton Keynes, MK11 3LW, UK
UKHW022127190726
13855UKWH00003B/1066